幸せは見つかる

解憂說話術

日本最知名安寧療護醫師，教你如何撫慰他人與自己，
即使痛苦也能得到幸福與力量

小澤竹俊——著
賴郁婷——譯

推薦序

了解過去每一段傷痛教會你的，在未來的同理旅程中，你會更加強壯

許伊妃／生命禮儀師

我記得從我在殯葬業的那些日子，接續到我出書過後，最常被人問起的問題除了害不害怕死人之外，無非就是：「家人朋友生病、難過、痛苦，我現在能夠做什麼？」

剛入行的我或許不懂，記得當初無法理解「聊鬱」的重要性，直到我開始接觸到輔導家屬這個部分，才發現一個簡單的互動，其實是重要的治療過程，而這個簡單的互動，就是傾聽他們的故事。

嗯，沒錯，就是「聊鬱」！我並沒有打錯字，記不記得常常有人會說：「他心情不好，你去陪他聊聊天吧～」但其實真正帶有療效的是你的「聆聽」。

我想用一個小故事跟大家分享。曾經有一個喪子的家屬抓著我的手整整三個小時，我聽她說了整整三個小時的話，這個家屬對我訴說著她是如何走過來的：「三十年前，妳永遠沒有辦法想像，我一個人做四份工作，早上開著中古車賣麵包，中午帶著孩子到餐廳洗碗，省下了吃飯錢，晚上回到家孩子睡著，我開始做手工。剩下的時間，我接了帳務工作回來家裡記帳！」

聽到這裡，我頓時理解了這位媽媽的痛在哪裡。媽媽與我分享了這將近一甲子的歲月，無助地告訴我失去這個兒子，她就像失去了一隻手一隻腳那麼的痛。

聽到這裡，我依然不發一語，因為我知道，她現在最需要的就是傾聽、釋放。媽媽與我對話的同時，淚珠依然不停滴下，而這整段對話，我緊皺著眉頭，但用表情寫出「理解」。

當然這個對話過程中，出現了起起伏伏的情緒，我接受了幾次憤怒的疑問，甚至情緒強烈到帶有怨恨，她搖晃著我的身子問：「為什麼要這樣對我!!為什麼我這麼倒楣!!為什麼我這麼的不幸!!」

但……我依然沒有說半句話。這將近三個小時的談話，我陪著她從自責走向內心怨恨，再到現實的體悟，牽著她的心她的手，從低潮走向憤慨再到原諒……原諒自己三十年前的痛，原諒自己當初所有的選擇，原諒……現在所有的失去。

她在最後自己主動告訴我，因為知道了這些怨恨使她痛苦，所以她要放下。

最後我只跟她分享了這幾句話：「失去，表面上看起來是悲傷的，實際上是無法抗拒的。其實，擁有與失去都是人生的定律，疼痛，是因為不習慣。從擁有的那刻起，邁向的就是失去，即便是上天最寶貴的贈禮——生命。」

看到這本書的時候，其實我心中是很雀躍的，因為一直以來我不斷在進修各國的生死文化和悲傷輔導的技巧。

我發現，很多的技巧都記載在專業的工具書裡頭，造成可能絕大部分的人都認為自己與輔導距離很遠，要是醫療人員或者是專業的心理學者才需要了解。但其實，不只有專業的心輔人員或是醫生才能夠助人。

不過，我也想跟大家分享，只要是人，心裡都有層層傷口，在看這本書之前，先閉上眼睛，暫時放下自己想幫助的那個他人，先讓這本書好好地聊鬱你自己。去了解過去每一段傷痛教會你的每一項技能，在未來的同理旅程中，你會更加地強壯。

書裡頭幾個章節的名稱就已經讓我很喜歡這本書，像是「透過痛苦才能找到自己」、「痛苦帶來的生命啟發」。有時候生活中的對話或者互動，其實富有更強大的效果，但要怎麼大智若愚地成為好的傾聽者或療癒娃娃，我想透過本書簡單的文字帶領，一定能夠給大家一個很好的方向。

推薦序

痛苦這件事，活在每個人心中

蔡嘉佳／作家

作者小澤先生在前言這麼寫著，希望這本書能夠讓人們「即使在痛苦中，也能繼續活下去」。

痛苦，這兩個字對我來說相當敏感。小澤先生曾見過深陷如此絕望中的人，「世上沒有比這更難過的事了。」「我再也不可能從眼前的痛苦中重新站起來了。」我想我就是這樣的人。

從二十一歲那年被確診罹患憂鬱症，至今成了躁鬱症已經三年有餘，日復一日都在絕望中度過。那樣的絕望是，每天早上起床只會想著兩件事：第一，為什麼我會醒來？第二，今天要不要自殺？

我凝視這樣的深淵已久，最多的，就是學會如何與痛苦共處。

誠如小澤先生所言，痛苦絕非只為人生帶來負面影響，有些東西，必須透過絕望，從黑夜中的微光中，緊握住一點點什麼，只屬於你的光點一般的東西。它將會成為你面對痛苦的勇氣，成為你的堅強，成為你的溫柔。

化解自身的苦痛，絕非一朝一夕之事。有些事情，它是得用年來計的，我們必須學會款款以待身上的疤痕，當然這非常艱辛。我常常想，人們在夜晚溫馴地入夢，而我卻因為精神疾病，每每得面對殘忍如橫征暴斂神魔的苦夜，與夜晚對抗，焦慮，失眠，恐慌，嘔吐，躁鬱。我搥牆，我在房間反覆行走，像失去靈魂的屍身。

一夜過去，晨曦來到，我得用自己的溫柔來撫慰自己。

同時，我也必須面對這個社會上，所有對痛苦所不理解的質疑。我該怎麼去述說我的痛？我該怎麼讓人理解？我該怎麼坦承？

小澤先生有一句話寫得極好：「沒有人可以將自己的想法完整傳達給所有人知道。即便是再厲害的作家或音樂家，或是電影電視導演、編劇、演員、藝人等，也無法將自己的想法正確地傳達給所有人理解。」只要懂得這樣的道理之後，就不會再為自己的無能為力而更加難受。

另外，我們又能夠怎麼協助痛苦的人呢？

在開始書寫精神疾病之後，我接收到許多病友的求助。在這過程中，我花費極大的心力去做「理解」這件事。我必須同情共感他的痛苦，才能夠有辦法協助他，哪怕只是讓對方舒服一點點。

要伸出手求援，對於「痛苦者」其實是非常艱困的決定啊。因此我相當害怕錯漏任何一隻伸來的手，唯恐他們就要墜入深淵。

但在協助的過程，我因為耗費了太大的心力，導致自己也開始跟著痛苦起來，無法接著協助下去。因此我意識到，除了理解與傾聽，某種程度上，我也必須畫下一些界線，除了保護我自己，也是免於對方受到「被幫助後卻被拋棄」的痛楚。

痛苦這件事，活在每個人心中，而我們都還努力著活下去，這就是一件最偉大的事：天復一天，還能夠睜眼，看見每一日的晨光。

「即使在痛苦中，也能繼續活下去。」

推薦序

在生命最難以承受的痛苦裡，看見陪伴的溫柔力量

蘇益賢／臨床心理師

人生在世，每個人都有四道習題要面對。第一道是道「愛」。對華人來說，要勇敢說愛並不簡單。但若我們「在意」彼此的關係，好好道愛便是重要且值得練習的事。

第二道則是道「謝」。相較之下，說謝謝沒那麼難。但仍需我們打開眼睛，「留意」生活中的各種大小事，並把它們當成一件值得感激的事。

第三道是道「歉」。面對自己犯的錯、內心的愧疚感，並將它表達出來更不簡單。不過，當我們在意彼此時，這種「心意」會給予我們勇氣，開口說對不起。

在道愛、道謝與道歉之後，最後一道則是「道別」。道別習題中，最難的莫非是生命終點的那次了。這道習題雖然帶給我們難以承受的痛苦，卻也對等地見證了每一段關係裡滿滿的「愛意」。

不管是哪道習題，要能完滿四道習題背後的關鍵，其實就是在意、留意、心意與愛意。因為這四個意，我們會有所成長。我們會變得更有勇氣、更有意願去接納與承諾那些我們原本害怕的事。

本書作者小澤竹俊是日本知名的安寧療護醫師，幾乎每天都在陪伴患者與家屬面對「生命中最難承受的痛苦」，亟欲替他們找到力量，安度生命終點的他發現：看似無所為的傾聽與陪伴，其實就是最溫柔的力量來源。而我認為，正是因為每段關係裡滿滿的在意、留意、心意與愛意，使得傾聽與陪伴的力量如此強大。

本書背景雖然是安寧療護，但裡頭提到的傾聽與陪伴，卻不僅限用在巨大的痛苦上。廣義的說，生活裡早已充滿各種或大或小的苦難。苦痛不論大小，這種溫柔的力量其實都得以發揮。

在陪伴的過程裡，我們得溫柔地靠近對方痛苦的本質，這並不容易。但那「四個意」給了我們力量，使我們可以與對方共處在那樣的痛苦裡，給予對方足夠的空間與時間，讓他用自己的方式與速度，理解遭遇的痛苦，甚至能進一步地從中找出痛苦背後的意義。

被理解的感覺真好，具象一點比喻，就像是有人替你按摩，你向他說了幾句，他就能精確地「點到」你的痛處，用他溫柔卻有力的手陪伴你探索那個痛。即便當下你不一定是好受的，又痠、又痛、又麻，卻也因為被「懂」而感到滿足。

心理諮商其實也是類似的歷程，只是形式不同：有人陪伴著你，看見你的痛處，並且想試著理解它。陪伴時，我們才理解到，原來自己是被在意的；自己並不孤單，「我不只是我，我其實是我們」。這種從「我」變成「我們」的轉變，也是陪伴帶來的另一種力量。

在書末，作者說「第一人稱的幸福都是有限的」。確實，金錢、名利、成就、地位，在我們離開世界之後，多半不是後人掛記心頭的種種。

我們會被記得的，是人生一路上與他人互動的片刻軌跡。是看著兒女出生後淚眼汪汪的柔情、是半夜起身照顧嬰孩疲憊不堪的臉龐、是與夥伴一起努力完成一件事的歸屬、是孜孜矻矻投入精神與時間，心繫世人苦痛而想讓更多人過得更好的善念。

本書以「苦痛」起頭，以「幸福」作結，居中銜接的關鍵，或許正是傾聽與陪伴。在他人的生命裡，若有機會，試著耐心陪伴、練習好好傾聽，更多第二人稱、第三人稱的幸福，將源源不絕地湧現，讓「我們」得以共創更多幸福額度，面對人生難免的苦痛。

推薦語

這本書的作者是位安寧病房的醫師，由他來解釋如何面對痛苦，我想是再適合不過的了。安寧病房裡說難聽點，就是一群等待自己死亡的患者，即使沒有身體上的疼痛，心靈上的難過，對於這個世界以及親人的不捨，都比起身體的痛苦還要更難受。

其實痛苦的解方，就是有另一個人理解你並分擔你的痛苦，而作者在本書中介紹的聆聽技巧，以及許多感人的故事，都是非常值得一讀的！

——三個字SunGuts／網紅物理治療師

重症病患除了面對疾病的折磨、精神上的煎熬以及金錢或者社會地位的喪失外，還必須面對自身的存在與意義正在逐漸消失的心靈痛苦。

絕望的痛苦作用在病患身上，也作用在身邊的人心中。這種時候，身為親人朋友的我們能做些什麼？即使疾病沒有痊癒的可能，成為可以彼此理解痛苦的好夥伴，互相扶持，而非病患獨自背負著痛苦走向人生結局，這才是安寧療護真正的價值所在。

——工作日誌／工作日誌作者

痛苦如何蛻變成美麗的蝶翼？痛苦真的難以逃脫嗎？這本深入探討「痛苦」的書，誠摯且深入地抵達痛苦核心，從而使我們和痛苦和解與共舞。「透過痛苦，才能找到自己。」人的生命本身蘊含受痛受苦的歷程，但我們畏苦怕痛，卻往往忽視痛苦的本質與秘辛，這本書細細爬梳，使痛苦被理解，被舒緩抒發，轉為爆發能量之所在。

——鍾文音／作家

增訂版「前言」

再大的痛苦也可能得到幸福

自從我開設以安寧緩和居家療護為主的「恩澤居家照護診所」至今，已超過十年了。從一開始在醫院中的安寧病房接觸安寧療護工作、任務到現在，照護過的臨終患者已超過三千人。

這段時間以來，我祈禱每一位患者都能平靜、安祥地走完人生的最後一段路，也非常重視患者及其家屬的想法。

不久前出版社告訴我，他們收到許多讀者來信，表明希望可以重新出版我多年前的著作——《在痛苦中找到幸福》。這是當時我為了讓臨終患者與其家屬，以及相關醫療人員更了解安寧療護，因而不顧一切寫下的一本書。這些當時我對安寧療護的想法，至今仍然不變。這本書，或許正是促成今天的我的原點吧。於是我決定應讀者要求，將內容重新增訂，再次出版。

我們所身處的社會，到處充斥著各種的痛苦。即使我們費盡心思、竭盡全力去面對，也不一定能得到好的結果。

可是，人即使深陷極大的痛苦中，還是有可能找到心靈上的平靜、獲得幸福。無論是正活躍於職場的年輕人，或是為父母照護問題而煩惱的四、五十歲中生代，抑或是對未來感到不安的活躍銀髮族（譯註：active senior。指六十五歲以上、對興趣、消費等生活活動仍充滿活力的族群）等。

我希望這本書的內容，可以為身處不同世代的各位，在往後人生的生活方式上，提供不一樣的想法。

二〇一七年六月吉日

恩澤居家照護診所院長　小澤竹俊

痛苦帶來的禮物

各位現在正深陷於痛苦中嗎？

從微不足道的苦楚到極大的痛苦，每個人都是生活在痛苦當中。其中應該也有人的痛苦因為無法被理解，使得痛苦變得更加煎熬。

當你感到痛苦時，會怎麼做呢？

有些人可能會讓自己盡量不去想，或是做些開心的事，讓自己忘記痛苦。或者可能向外求援也說不定。

這是一本為了提示一些想法給正承受著痛苦的各位，使各位即使在痛苦中，也能繼續活下去而寫的內容。

一九四五年，第二次世界大戰在日本無條件投降中畫下了句點。當時的日本人所面臨的痛苦，大多是衣食匱乏的窘困。每個人為了生活極為辛勞，據說只要有東西可吃、有地方可住、有衣服可穿、一家人能活下去，就是幸福了。

到了如今，日本成了物質充裕的社會。在保障最低限度文化生活的現代日本，受衣食匱乏之苦的人，比起戰後已大幅減少。

現在的日本社會隨著科學進步，面臨的是大量消費的時代。

每個家庭裡充斥著各種電器用品，手機、電腦等也相當普及。

然而，即便物質生活再富裕，痛苦並不會因此完全消失。

求學階段苦惱於朋友之間的人際關係與考試成績，還有將來的出路。

步入職場的成人，也會受困於業績數字，或是為步入老年的父母健康感到憂心。

根據調查，進入二十一世紀的現在，每年約有三萬人選擇自殺、了結生命，這個數字大約是交通事故身亡人數的六倍之多。

光從這個數字就能知道，如今這個社會中，沒有人不痛苦。

既然如此，不得不抱著痛苦繼續活下去的我們，究竟該怎麼做才好呢？是否有方法可以解決這樣的處境？面對快樂的事，人人都會躍躍欲試。但主動面對痛苦的人，就沒有那麼多了。甚至有人只想著要從痛苦中解脫。

深陷痛苦中，人真的有可能充滿活力地活下去嗎？

答案是「可以的」。

「世上沒有比這更難過的事了。」

「我再也不可能從眼前的痛苦中重新站起來了。」

我曾見過幾個深陷如此絕望、卻依舊從中找到希望的人。從他們身上我了解到這並非只發生在某些人身上的奇蹟，而是深陷痛苦中的你我，每個人都能做到的事。

我是個從事安寧療護的醫生。所謂安寧療護，目的是為了協助被判定無法再接受積極治療的癌末患者——「生命受限的患者」——及其家屬，減緩生理與心理上的痛苦。

「生命受限」是一件非常難過、痛苦的事，而我的工作，就是協助照護承受這種痛苦的患者，以及患者家屬。

擁有健康的人或許很難想像、也無法置信，當人處於「生命受限」的痛苦中時，依舊可以活得十分堅強。

人不單只會感到痛苦。透過所經歷的痛苦，事實上也會學到許多，可以發現視健康為理所當然時不曾體會的事。

這些都是眼睛看不見的東西，包括周遭人的貼心、親友的關懷、路邊花朵的美麗，以及生命的可貴。

當深陷痛苦時，人會被這些健康時錯過的種種一一衝擊，使人開始思考自己過去的生活意義。一旦找到生活意義，即便生命受限，也會一改從前，開啟完全截然不同的生活方式。就算生理上體力已衰退，眼神卻能充滿光輝而言語充滿力量，對每一個當下瞬間都懷抱珍惜。

我在安寧療護的醫療現場，體認到許多這樣的經驗。痛苦絕非只為人生帶來負面影響。有些東西，必須透過痛苦才會發現。在本書中，我想以簡單明瞭的方式，與各位分享我從安寧療護中學到的體認。那就是即使再難過、再痛苦，也要勇於面對當下的處境，如此就能幸福地繼續活下去。

我衷心期望這本書可以讓更多人獲得面對痛苦的勇氣，進而透過痛苦，找到人生真正的幸福。

二〇〇四年

橫濱甦生醫院　小澤竹俊

目次

第二章──從受限的「生命」中發現生命的意義

第三章——表露自己的「痛苦」

第四章——身為醫生的我的生存之道

本書根據二〇〇四年扶桑社出版的《在痛苦中找到幸福》一書重新增訂。增訂修改時已盡量將內容中的事件、人物年齡及頭銜等更改為二〇一七年的狀態。

第一章

面對痛苦的人，我們能做的事

首先一開始要介紹的，是如何協助痛苦的人。

痛苦的人為了要在苦痛中繼續活下去，很重要的一點是與周遭人之間的關係。假使可以從和周遭人的關係中找到活著的理由，即便面對痛苦，也能感到幸福而堅強地活下去。

既然如此，當你深愛的人深陷痛苦中時，你該如何面對眼前這個你想為他減輕痛苦的人呢？

對痛苦的人而言，最重要的是知道有人理解他的痛苦。什麼樣的人算得上是理解的人呢？

答案是，懂得「傾聽」的人。

接下來我將從安寧療護的專業經驗來帶各位思考，面對深陷痛苦中的人，我們能做些什麼？

我所從事的安寧療護，是提供被診斷無法再接受積極治療的癌症及愛滋病患者與其家屬，減緩痛苦的照護醫療。提供這項照護醫療的醫院稱為「安寧病房」，若患者選擇在自家接受這項照護，則稱為「安寧居家療護」。

當面臨「生命受限」的狀況時，會衍生出各種「痛苦」。有的是生理上的疼痛，有的是心靈上的痛苦，為患者減緩這些痛苦，便是安寧療護的首要課題。

減緩痛苦的方法

為深陷痛苦中的人減緩痛苦，就是在幫助他們。幫助痛苦的人，不是讓他覺得自己很好就沒事了。

例如單以問候對方的行為來說，也包含各種不同的意義。面對痛苦的人，有一套邏輯的思考方式，在這裡先介紹如下。

面對痛苦，首先必須先從了解痛苦開始。因為假使不了解，即便想減輕痛苦，有時反而使痛苦加深。

所謂痛苦，是期望與現實之間的落差。**要想減輕痛苦，只要**

將這之間的落差縮小就好了。

舉例來說，你喜歡上某個人，希望對方也喜歡你，但實際上你並不清楚對方的想法。這時候的「痛苦」可以解釋為：「希望喜歡的對象也喜歡你」的期望，與「事實上你並不清楚對方想法」的現實，兩者之間的落差。

假使對方喜歡上其他人，這個落差便會擴大，痛苦也就跟著加深。

但若如你所願、對方喜歡上你，這時候期望與現實之間的落差便會消失，痛苦因而獲得排解，自然會感到十分幸福。

蛀牙牙痛可以說也是如此。蛀牙疼痛的人所承受的痛苦，可以說是「希望蛀牙不痛就好了」的期望，與實際上「蛀牙痛到幾乎無法吃東西」的現實，兩者之間的落差。

即便知道自己有蛀牙，但只要不會痛，應該很少人會主動去找牙醫治療吧。這是因為沒有感受到疼痛，就算有蛀牙，也不會覺得痛苦。

不過，假設蛀牙痛到無法忍受而找牙醫治療後，疼痛解除了。這時候，解除蛀牙疼痛的醫療行為不只排解了牙痛，也實現「希望蛀牙不再疼痛」的期望，改變了牙痛的現實。

換言之，治療牙痛的醫療行為「協助」縮小了期望與現實的落差。像這樣「協助」實現期望、改變痛苦現實的行為，就具有減緩「痛苦」的作用。

然而，面對無法再接受積極治療、體力漸漸衰退的罹病患者所承受的痛苦，我們又該怎麼思考呢？

這種時候已經沒有辦法改變痛苦的現實了，無論如何細心照料，病情仍然會持續惡化。若只是隨口敷衍說些鼓勵、加油的話，只會擴大現實與期望的落差，反而加深對方的痛苦。

在安寧療護的現場，我們絕不會敷衍地隨意鼓勵患者。但也不會一味地說些使人喪失期望的話。首先我們會做的，是仔細聆聽對方的痛苦。接著再積極嘗試減緩他的痛苦，即便疾病本身已無法治癒。

醫學發達是十分了不起的一件事，提到癌症，一般人都認為一定伴隨著痛苦。但事實上，只要適當運用現在的安寧緩和療護技術，幾乎不再會有患者因為生理上的疼痛而痛苦到無法忍受。

我見過許多患者都是在平靜如眠的狀態下離開人世。當然這必須具備一個條件，也就是接受安寧緩和療護專業醫生的診斷評估。

這看似容易，實際上十分困難。因為以現今醫界來說，多數醫療人員都只在乎「治療」，而對「平靜走完臨終之路的安寧緩和療護」漠不關心。

不過，即使現在的時代氛圍如此，我仍然期待看過這本書的年輕人可以擁有安寧療護的觀念，將來成為醫生後不單只會「治療」，同時也擁有「協助患者平靜走完臨終之路的療護」技術。如此一來，將來在日本各地，人人都可以安心走完人生最後的一段路。

雖然接受安寧緩和療護必須具備幾項條件，但以現在的安寧緩和療護技術來說，減緩患者生理上的痛苦已不再是難事。不過，關於「為什麼我會罹患這種病？」、「我想永遠健康、不要生病」等心理上的痛苦，並無法靠止痛處方獲得減緩。面對深陷這般痛苦中的人，我們又該怎麼做呢？

讓痛苦的人可以坦承自己的痛苦

「協助」痛苦的人首先要做的，就是陪伴。

陪伴痛苦的人絕不是一件輕鬆的事。不過，這時候的陪伴十分重要。

「協助」痛苦的人第二件要做的事，是與重要的對方建立關係，使他在深陷痛苦時可以對你坦承「我好痛苦」。

痛苦的人不會隨意向人坦承自己的苦。即便再痛苦，面對不願坦承的對象，也絕不會將自己的苦說出口。或者，面對不願意理解的人，同樣也絕口不提。**痛苦的人，只會向肯理解自己苦楚的人訴苦**。

既然如此，我們該如何與對方建立可以使他坦承自己痛苦的關係呢？我們該怎麼做，對方才會願意坦承自己正深陷痛苦中？

面對痛苦的人所發出的痛苦訊號，有些人能敏銳察覺，有些人則無法。能夠察覺痛苦訊號的人，就能看見痛苦的人所承受的苦。反之，無法察覺的人自然看不見對方的痛苦。

痛苦的人會選擇在能夠察覺痛苦訊號的人面前坦承自己。也就是說，要建立可以使對方坦承痛苦的關係，必須擁有察覺痛苦訊號的能力。

這該怎麼做呢？

要想察覺對方的痛苦訊號，必須仔細聆聽對方，隨時留意對方的痛苦。乍看之下屬於被動的「聆聽」，將成為非常重要的一大關鍵。

接下來就讓我們透過分析「理解」與「成為理解的人」兩者的差異，來思考何謂「聆聽」。

「理解」與「成為理解的人」之間的差異

我偶爾會到中小學講授關於「從安寧療護看生命教育」的課

題，每當提到「如何面對痛苦的人」時，都會向學生提出以下試問：「你的好朋友正因為飼養多年的小狗死掉而悲傷不已，這時候你會怎麼安慰他？」

針對這個問題，小學六年級的孩子做出了以下幾個回答：

- 牽著對方的手陪他一起難過流淚。
- 告訴對方難過的心情總有一天會消失。
- 和對方聊開心的事，使他忘記悲傷。
- 安慰對方以後的日子還很長，不需要太難過。
- 買一隻新的寵物狗送給對方。

多數孩子的作法，都是安慰悲傷的朋友，或是和對方聊開心的事。於是我進一步再問：

「你們能理解朋友難過的心情嗎？」

「如果想理解對方難過的心情，你覺得應該怎麼做？」

這時候孩子們同樣紛紛提出看法，大部分的孩子都覺得自己能夠理解朋友難過的心情。至於理解對方的方法，則有下列幾個：

・站在對方的立場思考，就能理解對方的心情。

・經歷過同樣經驗，自然能理解對方心情。

這些回答讓我十分驚訝，因為完全看不出來是小學六年級孩子的意見。「站在對方立場思考」在醫療現場來說，同樣是非常重要的一件事，而擁有相同經驗的人，確實更能感同深受對方的悲傷情緒。

但除此之外，也有人提出以下意見：

・站在對方的立場思考，真的就能理解當事人的悲傷嗎？

我認為這也是十分重要的想法。無論再怎麼用心站在對方立場思考，也無法完全百分之百理解當事人的心情。

即使是經歷過相同經驗的人，還是很難做到完全的同理心。

再者，假使沒有同樣經驗就無法理解悲傷的人的心情，究竟我們該如何是好呢？

舉例來說，假設我對醫院裡的患者說：「你很痛苦吧。」這時候，如果對方回答：「我是個已經快要死的人了，但醫生你還有漫長的人生，你根本不可能理解我的痛苦。」我絲毫無法反駁。

這種時候，我會轉換另一種方式來思考，也就是改變主詞。原本以「理解」的說法來看，意思是「我，理解朋友的難過悲傷」，這時候主詞是「我」。

不過就如同上述所言，即便站在對方立場思考，也不表示就能理解對方的痛苦。因此，這時候可以改變主詞，也就是將主詞變成「難過悲傷的朋友」。換言之就是改用「難過悲傷的朋友，把我當成理解他的人」的角度來思考。

即使無法完全理解對方的悲傷心情，只要對方把我當成「他是理解我痛苦的人」，我就能成為「理解對方的人」。

這麼說並非就不需要再去理解對方的心情。持續不斷試圖想辦法理解對方的心情，這一點非常重要。我希望大家可以秉持這種決心，接著將悲傷的朋友視為主詞，努力想辦法讓「對方把我當成理解他的人」。而不是用「我要理解對方」的角度去思考。

以安寧療護來說，最重要的可以說就是患者將醫療人員視為理解自己的人。因為如果無法建立這種信任的醫病關係，就不可能減緩患者心裡所承受的痛苦。

既然如此，我們該怎麼做，對方才會認定我們是理解他的人呢？

答案並不是和對方聊開心的話題，或是為他詳細分析狀況。願意仔細**傾聽**對方的難過痛苦，對痛苦的人來說，才是一個恰當的、理解自己的人。

「傾聽」對深陷痛苦中的人而言，是十分重要的一種「協助」。請各位不要嘗試去理解痛苦的對方，而是時時留意透過傾聽，讓對方把你當成理解他的人。

「觀察」與「傾聽」

「觀察」與「傾聽」，兩者意義相同嗎？

我認為，「觀察」與「傾聽」的意義看似相像，實際上卻不一樣。觀察是一種為了理解痛苦之人所做的行為，相對於此，傾聽則是為了讓深陷痛苦中的人知道，正在傾聽的我們是理解他的人。

這裡所謂的「傾聽」，不只是單純的聆聽，也意味著透過聆聽來察覺對方的痛苦訊號。

我希望大家了解，「觀察」固然重要，但更重要的是「傾聽」。

大家都說，現在很多醫療人員都不擅長傾聽患者的聲音了。這是為什麼呢？是因為在提供最新醫療、檢查技術發達的醫療第一線，比起病患的聲音，檢查結果變得更重要的緣故嗎？

假設問醫療人員，若手上已經有患者的抽血報告和影像資料，是否就不需要再傾聽患者的聲音？這時候恐怕幾乎所有人都會回答傾聽還是很重要。我想，即便是現在的醫療人員，也不至於認為不再需要傾聽患者的聲音。

既然如此，為什麼實際上現在的醫療人員會不擅長傾聽呢？

我認為這個現象的原因就在於，醫療人員總是太過於想了解病患了。他們總是透過觀察想了解患者，根據患者的說法與看診結果，對照腦海裡各種病症來進行診斷。

為患者進行必要的檢查，從抽血和影像診斷中找出造成患者痛苦來源的疾病。再依據客觀的診斷基準，判定患者罹患的是糖尿病或胃癌等各種疾病。

然而在這過程中，當醫療人員掌握足以做出診斷的資料時，便會認定自己已經了解患者的病情，因此就不會想再傾聽患者的聲音。

曾經有位醫生接手了一名病患。當時醫生早已從患者的前任主治醫師手中獲得詳細的轉介報告和檢查結果，因此對病患的病情完全瞭若指掌。

當他以主治醫師的身分第一次到病房為患者看診時，患者一見到醫生，正打算傾訴自己從以前到現在的病史和所受的痛苦，沒想到這時候，醫生當場打斷患者的話，告訴對方：

「你放心，你什麼都不用說，你的狀況我已經完全了解了。」

對於這樣的說法，患者十分不滿，因為他不認為醫生了解他所承受的痛苦心情。

我想，醫療人員之所以不擅長傾聽患者的聲音，原因就在於他們自認為已經透過「觀察」理解對方。

從這個案例可以知道，我們不能只把目標放在理解對方的痛苦。還有一個更重要、不能忽視的目標是，要讓深陷痛苦中的對方知道，我們是理解他的人。

也就是說，面對深陷痛苦中的人，不只要透過「觀察」「理解」對方，也必須藉由「傾聽」，讓自己成為「理解對方的人」。

更理解你的心意

上述內容已說明了成為「理解對方的人」意義遠大於「理解對方」，也提出「傾聽」的重要性。但我們要如何傾聽呢？

面對深陷痛苦中的人，要想透過「傾聽」成為理解他的人，很重要的一點是必須「有技巧地傾聽」。要做到這一點有其獨特的方法，請容我再進一步詳細說明。

痛苦的人與理解他痛苦的人之間所進行的各種情報交換，在專業上稱為「對話」（communication）。在這裡希望大家針對的是以減緩對方痛苦為目的的「支持性對話」來思考，而不是單純閒聊的交談。

我們該怎麼做，才能讓痛苦的對方把我們當成是理解他的人呢？首先，深陷痛苦中的人都會表現出某種痛苦的訊號，有可能在言語上，或是言語以外的表現。這時候，身為傾聽者的我們若能發現這個訊號，就算是開啟了對話的第一步。

如果這時候無法發現對方發出的痛苦訊號，對話將無法成立。傾聽者透過隨時保持對痛苦訊號的警覺，可以有助於養成敏銳度，發現痛苦之人發出的訊號。

接下來要做的，是將對方發出的訊號進一步言語化（轉化成語言），然後把這些經過言語轉化的訊號反過來回傳給對方。不憑單純推測，而是確實掌握對方訊號，再盡可能正確地將它轉換成語言、反饋給對方，對方就會知道「他理解我的痛苦」而感到欣慰。

藉由彼此理解痛苦，對方便能感到放心，知道「自己並不孤單」、「自己不是一個人」。保持這樣的關係時間一久，對方就會對可以將自己的痛苦訊號轉換成語言並反饋的我們產生信任。這就是「支持性對話」的基本原理。

這種掌握對方發出的訊號、進而轉換成語言反饋給對方的作法，稱為「反復」。學過溝通學的人可能都知道「鸚鵡式仿說」（echolalia）的技巧，但反復和鸚鵡式仿說事實上並不一樣。反復重視的不只是單純重複模仿對方的話，在這裡反饋給對方的，是將對方發出的訊號進一步言語化的結果。

為了成為痛苦的人心中「理解他的人」而進行的技巧性傾聽，必須包含三個重點，分別是上述提到的「反復」、「沉默」和「提問」。

「反復」指的是從對方言詞中發現重要關鍵，以此反過來應答。

「沉默」就如同字面意思，指在對方開口之前保持靜默、等待。

「提問」是為了使對方的想法更加明確，同時也是為了喚醒對方自己一直以來沒發現的抑鬱。

光從這些說明應該很難理解，接下來就以實例來解說。以下是某個睡不著覺的患者與護理師之間的對話，分為沒有運用到「反復」技巧的〈對話1〉，以及留意運用「反復」技巧來進行對話的〈對話2〉。首先就讓我們來看看兩者究竟有何差異。

〈對話1〉

患者：「護理師，我昨晚都睡不著。」

護理師：「那是因為你白天有睡覺吧！」

患者：「我白天是睡了一下，但也沒睡多久，倒是晚上睡不著好痛苦。」

護理師：「晚上睡不著死不了人的啦。不要緊的，請放心。」

患者：「……（沉默）」

〈對話2〉

患者：「護理師，我昨晚都睡不著。」

護理師：「你昨晚有睡啊。」

患者：「對啊。有稍微睡了一下，但沒多久就醒來了……」

護理師：「一下子就醒來了啊。」

患者：「一整晚都沒睡，真的好痛苦。」

護理師：「是喔，這樣真的很痛苦吧。」

（稍作沉默）

患者：「我擔心自己再這樣病下去，不知道會不會死掉……

只要想到這醫院裡的其他人不曉得會變怎樣，我就擔心到睡不著覺。」

〈對話1〉的談話內容，焦點只侷限在睡不著覺。倘若患者只想表達自己睡不著的困擾，這段對話倒是不成問題。

但如果患者在睡不著覺的問題背後，其實隱藏著不安的情緒，並渴望能受到重視，〈對話1〉中護理師的應對方式就等於粗暴地關上患者好不容易開啟的心房，因此對話變得不同調，說沒幾句就接不下去了。

相較於此，在〈對話2〉中可以看到，患者透過護理師的反復回應，感受到對方理解自己的痛苦，因此慢慢一步步地透露出自己的想法。最後，在患者坦承自己心情之前的那段沉默，護理師只是靜靜等待而沒有進一步試探，這才得以促使患者卸下心防，說出自己的不安。

質疑自我世界觀，就能看見新的世界觀

上一節內容提到以反復為主的傾聽方法。這種方法看似簡單，實踐起來卻意外地困難，因為畢竟人都會想針對對方的話來應答，有時候甚至還必須傾聽和自己意見完全相左的想法，這時候就必須暫時拋開自己的世界觀。

我為了能在安寧療護的第一線協助減緩更多患者的痛苦，甚至還去修讀了哲學，因為哲學習慣對各種事物提出質疑和思考。所謂以哲學角度思考指的是，假設眼前有一個杯子，這時候哲學便會試著提出質疑：「這看起來雖然是杯子，但它真的是個杯子嗎？」

又或者假設眼前有個味噌湯碗，裡頭雖然尚未盛裝味噌湯，但以木頭材質、黑色外觀與紅色內層塗漆等整體來看，就只是個普通的碗。這時各位可以試著自問：「這真的是個碗嗎？」

如果認為再怎麼問，答案都是「這還是個碗」，不妨將自己當成是漫畫《鬼太郎》裡鬼太郎的爸爸——眼珠老爹（譯註：角色造型為以單顆眼球為頭部，長有身體四肢的迷你妖怪，非常喜歡在裝了熱水的碗裡泡澡）來思考。這麼一來，原本覺得只是個碗的東西，不就頓時成了泡湯的澡盆了嗎？又或者，對以前負責廣播音效的人來說，或許會覺得眼前的東西是製作馬蹄聲的道具。有些人可能會認為這些都只是牽強的假設，但這並不表示真的沒有人這麼想。

實際的安寧療護現場也是一樣，假使無法理解自己與他人世界觀的差異，將會衍生出各種無法解決的問題，而嗎啡的使用便是其中之一。

在安寧療護的現場，經常會遇到拒絕使用嗎啡的患者或其家屬。這類型的人會懇求醫生：「我知道患病的疼痛和煎熬很辛苦，但唯獨拜託請不要給我使用嗎啡。」

面對這樣的患者或其家屬，一般制式的說明並無法改變他們的想法。因此，即便病情持續惡化而面臨疼痛與煎熬，他們也堅持不使用嗎啡，導致症狀無法獲得減緩。這種情況無論對患者或醫療人員來說，大家都會變得很痛苦。

一般來說，拒絕使用嗎啡的患者，都是因為對嗎啡具備不正確知識，因此，醫療人員必須確實提供患者正確的用藥指示，以及對抗副作用的知識。不過在實際的醫療現場，光是做到這樣，還是會讓人覺得有很多問題無法解決。

從醫療人員的角度來看，嗎啡是「能有效減緩疼痛與呼吸困難、倦怠等問題，而且不會對生命造成影響的良藥」。這些都是透過實際的安寧療護經驗獲得的確切事實，但對某些患者或其家屬而言，卻不這麼認為，他們會覺得嗎啡是「致死的可怕藥物」。

像這樣即便同樣是嗎啡，對不同立場的人來說，就成了藥效完全迥異的東西。醫療人員若無法意識到自己與患者的這一點差異，就算解釋「這是可以減緩疼痛的良藥」，患者也只會回答「我還不想死」，使得雙方無法繼續對話。這就像是自顧自地勸阻鬼太郎的爸爸說：「這是碗，不是澡盆，不能用來泡澡啊。」

像這種情況，就必須暫時拋開自己的世界觀，先了解對方的世界觀，使對話持續進行。面對拒絕使用嗎啡的患者或其家屬，首先一定要充分傾聽對方聲音，一起思考他們對嗎啡的看法。

我認為，醫療人員絕不能侷限在既有成見中，認為「一定要解除患者的所有疼痛，所以只要患者表示疼痛，就非投以嗎啡不可」。如果不進一步去理解每一個病患對痛苦的看法、背後的原因，以及支撐著患者的希望為何，即便解除了身體的疼痛，心靈上的痛苦也無法獲得絲毫減緩。

長久處於醫療世界中，很容易使人喪失最重要的感性。面對安寧療護的工作，很多時候會讓人驚覺，自己所相信的世界觀與對方的截然不同。正因為如此，只要可以依循著對方的世界觀進行對話，就有可能找到另一種全新的治療方法。

我一直期許自己不以自我世界觀為主，而是隨時傾聽對方的世界觀，以此為依據去思考事物。不只面對醫療是如此，日常生活中如果也能抱持這種態度，就能發現更多每個人心中的獨特世界。

傾聽不等於贊同

傾聽他人的聲音是非常困難的一件事。當自己與對方意見相左時，以對方的價值點為主去傾聽意見，這一點或許還能接受，但這時候，應該有很多人會感到疑惑：「那麼我自己的價值點呢？」

我也經常被問到：「要真心傾聽對方意見，難道非得拋開自己的想法、讓自己心中空無一物嗎？」

我不認為以對方的世界觀為主去傾聽，就等於是拋棄自己的世界觀。更不覺得有必要為了真心傾聽對方意見而拋開自己的想法、讓自己毫無主見。

這不只是因為無論我們如何努力，都無法擁有與對方同樣的世界觀，同時也是因為，我認為即使雙方意見相左，一樣可以做到傾聽。

舉例來說，假設有個心理醫生本身是阪神隊的球迷。某一天，一位巨人隊死忠球迷的朋友因為「巨人隊接連吃敗仗而難過到食不下嚥，也睡不著覺」，因此前來尋求諮商。

面對朋友的煩惱，這位身為阪神隊球迷的心理醫生把焦點放在對方的痛苦上，專心傾聽對方的聲音。

不過，這並不表示他的想法就變得和巨人隊球迷的朋友一樣。這位心理醫生仍舊可以保持阪神隊球迷的立場，只要在傾聽對方意見時，將自己的想法暫時隱藏在心底就好。當聽到對方的痛苦時，就以「你真的很難過吧」來反復應答，如此一來，即便雙方觀點與世界觀不同，也能做到傾聽。

傾聽不等於要和對方意見同調。就算自己和對方意見不同，同樣可以察覺對方發出的痛苦訊號，進一步轉換成「讓你感到痛苦難過的是這個吧」等語言來回應對方，這就是傾聽所蘊藏的深遠意義。

長年從事安寧療護至今，我和非常多患者及其家屬進行過對話，未來想必也會愈來愈多。這些人各自擁有不同的思考與生活方式，傾聽他們的聲音，不表示就必須讓自己變得和他們意見相同。今後我也希望自己在面對痛苦的人時，能重視對方的價值點，把焦點放在對方的痛苦上去傾聽他的聲音。

失去親人的家屬走出悲傷的四大課題

上述內容都是針對傾聽深陷痛苦中的患者的重要性來進行說明。接下來我想聊聊關於失去家人的患者家屬。因為根據身為安寧療護醫生的經驗，除了要面對患者承受的痛苦之外，也經常要處理最後失去親人的家屬心中的悲傷，這同樣是非常重要的課題。

對患者家屬來說，無論事前做再多心理準備，真正面臨親人離世之後，仍然會感到深切悲痛。這時候必須具備非常強大的力量，才有辦法走過這份悲傷，繼續堅強地活下去。

也有人始終無法走出悲傷，之後好幾年、甚至數十年都生活在痛苦中。也有不少人以為自己已經克服悲傷，但事實上卻還沒走出傷痛。

因此，接下來我想針對如何走出悲傷進行說明。在這裡我要介紹的是威廉・沃登（J. William Worden，美國心理學會臨床心理學、加州拜歐拉大學研究所教授）在其著作《悲傷輔導與悲傷治療》（*Grief Counselling and Grief Therapy*）中所提出的「走出悲傷的四個課題」。

第一個課題是「接受喪失親人的事實」。

也就是面對親人離世的事實，坦誠地接受它。有些人會因為沒有見到親人的最後一面，或是無法出席喪禮，或是在沒見到遺體的情況下就已火葬等原因，因而遲遲不願相信親人已經離世的事實，一心認為對方「或許還活在什麼地方」。甚至有些人即便出席了喪禮，清楚親人已經不在世上的事實，卻仍感覺對方「似乎還活著、沒有離開」。

這些情況可能是基於一種無法接受悲傷而產生的下意識的自我防衛。不過，無法面對死亡並接受事實，只會讓自己無法前進，永遠被囚困在其中。

第二個課題是「表露悲傷情緒帶來的痛苦」。

與重要的人生離死別是一件十分悲慟的事。感到悲傷，所以哭泣、表現出悲傷的情緒，這是理所當然的反應。

有些人或許會說：「對方走得沒有遺憾，所以沒有必要感到悲傷。」但我認為這種說法並不恰當，因為壓抑悲傷的情緒，只會將痛苦留在心裡，延長悲傷的時間罷了。

有一種說法是，「當身體因為壓力而產生化學物質失衡的狀態時，流淚可以有效排除這些有害物質，使心理恢復恆定狀態」；也有人說，有異物跑入眼睛時所流的眼淚，和悲傷時所流的眼淚成分並不相同。但不管如何，不壓抑內心的悲傷情緒而盡情地流淚，不僅能保持內心狀態平衡，還能有效避免將悲傷深藏在心底。由此可知，藉由哭泣表現自己的悲傷情緒是十分重要的一件事。

第三個課題是「適應少了親人的生活」。

走過極大的悲慟之後，失去親人的家屬才會開始體會到離去的人對自己的意義。包括值得依靠的丈夫、溫柔的妻子、嚴厲的父親等各種角色。也有些人必須讓自己去頂替這些角色。這時候就必須讓自己有所重新開始，好去適應、習慣新的生活。

面臨喪失親人之慟後，有些人會強迫自己壓抑生活中的快樂或開心，讓自己看起來很悲傷。因為他們認為悲傷難過時，開心和快樂都是輕率、輕浮的表現。

然而，走過一開始的悲慟之後，事實上並沒有必要勉強自己沉浸在悲傷的情緒中。生活中如果感到快樂或開心，不妨就真實表露，因為藉由這麼做，悲傷會漸漸消失，慢慢適應少了親人的生活。

假使認為自己不該擁有開心或快樂，將會永遠被悲傷所綁，再也無法回到正常的生活。有時甚至會使悲傷擴大，將人徹底壓垮。

第四個課題是「與已故親人建立永久的牽絆」，也可以說是「讓已故親人繼續活在自己心中」。

有時候，即便生活中不再感到悲傷，但只要想起死去的親人，就會再度陷入悲傷的情緒中。這就代表自己其實尚未走出喪失親人的悲慟。

這種時候，為了走出悲傷和痛苦，有些人會努力想忘記死去親人的種種，告訴自己對方已經不再這個世上了。不過這種作法並不好，因為人無法將事物徹底遺忘。就算覺得自己已經忘記了，事實上記憶只是被隱藏在某處，等到某個時機點，又會再度浮現腦海。藉由遺忘來排解悲傷痛苦的人，面對再次浮現的記憶，將會無法應對。

接下來我將透過例子，說明如何才算成功克服以上這四大課題。

有一對恩愛的夫妻，兩人平時總是一起外出採買。然而，太太不幸在四十多歲時離開人世，只留下先生一個人。從此，一如往常的外出採買，卻因為身邊再也沒有太太陪同，對先生來說，外出採買成了一件痛苦的事。

後來經過時間的淡化，好不容易才能在親友面前流下眼淚、聊起太太的事，甚至不久之後，也能自己一個人外出採買了。

某一天，這位先生外出買領帶，挑選時突然想到：「如果這時候太太在旁邊，她會挑哪一條呢？」當他閃過這個念頭時，太太的身影隨即出現在心中，悄悄地告訴他：「這個比較好看。」

這時候，這位先生已經不再是孤單一人了，因為他知道，太太還活在自己心裡。

如同這位先生一樣，當自己可以不帶悲傷或難過情緒地想起離去的親人時，可以說就完全走過悲傷了。從這一刻開始，人才有辦法和離去的親人一起重新面對生活。

如何告知孩子死亡？

在本章的最後，我想再針對喪失親人的家屬中有小孩的情況稍作說明。因為這種時候，多數大人都會猶豫是否該讓孩子知道親人死去的事實。畢竟對死亡不甚理解的孩子來說，刻意將如此大的悲傷加諸在他們身上，實在很可憐。

不過在此我建議各位，最好還是直接向孩子說明。的確對孩子來說，親人的死會帶來極大的悲慟，但正因為如此，我更希望大家慎重地向孩子說明，讓他們知道難過悲傷的時候，哭泣也沒關係，而不是以隨便矇混的方式來面對悲傷。

有些人認為孩子與大人不同，並不了解死亡的意義。於是，即便父母生病接受治療，有些孩子卻遲遲無法得知病情的確切情況，甚至連好好道別的機會都沒有，就這樣默默失去親人。

孩子真的無法了解重要親人的死亡嗎？在此我想先分享一篇刊登在《足長育英會》月刊（譯註：「足長育英會」為協助支援受災孤兒的日本民間非營利團體）中的詩句。

「天國的爸爸」　中島穰　十歲

我最愛你了　爸爸
以前總是和我一起玩球
現在卻離我而去　爸爸
我好想再見你一面　爸爸
每當我看著爸爸的照片
偶爾會流下眼淚
我好想再見你一面　爸爸
想再喊你一聲爸爸
卻叫不出口

不曉得到哪兒去的爸爸
好希望你能再一次把我抱在懷中　爸爸

這是一個孤兒所寫的詩，從中我們可以知道，失去「最重要的父親」的孩子所承受的悲傷，絕不亞於大人。非但如此，親人的死亡反而深刻地烙印在孩子小小的心靈裡。

父母一旦罹病，孩子很少會得知詳細狀況，因為大人們總認為就算說了孩子也不懂，於是盡量避免與孩子說明病情。

但是不說明，不代表就能減緩孩子的痛苦。有個孤兒在父母生前一直沒被告知病情，後來在《足長育英會》的報告書中說道：「那一刻，我覺得自己被蒙在鼓裡，我其實也想知道啊！」我想即便是孩子，也需要被視為一個「人」來對待。

有些時候，不對孩子適當說明真相，反而會帶來反效果。孩子可能因為無法得知確切病情，於是在心裡擅自對狀況有所猜想。他們會拼湊從大人口中聽來的片斷說法，產生與現實不符的想像，甚至把和病情無關的事也牽扯在一起，例如「自己如果乖一點，爸媽就不會死了」、「當初如果多向爸媽表達自己的感謝就好了……」等。

像這樣隱忍著，讓這些想法不斷在心中發酵膨脹、卻不對任何人訴說的例子，實際上也確實存在。

現今的教育只重視考試和成績，卻不讓孩子有機會表露出痛苦和軟弱。不少失去親人的孤兒，即使內心承受著悲傷難過，也無法向人訴說，只能自己忍耐著痛苦。

為了填補心中失去家人的洞，他們拚命掩飾、小心不將內心表露出來，強迫自己隱藏寂寞，獨自在暗地裡哭泣。像這樣的孩子的心靈，大人們不得不留意。

因此接下來我想帶大家思考的是，身為這些孩子身邊的大人，我們可以做些什麼？

我們可以做的，就是將正確的訊息傳達給孩子知道。面對孩子時，我們也必須將他視為一個獨立的個體來說明情況，就像對大人說明病情一樣。這時候不能使用艱澀難懂的語言，而是必須用孩子聽得懂的方式來傳達。

以我在安寧療護醫院的例子來說，會用以下方式來進行。首先，我會先向父母確認，是否已讓孩子知道罹病的事實。接著，我會向父母說明跟孩子適當傳達病情的必要性，再詢問對方希望由醫生或誰來跟孩子說。

如果父母希望由來醫生說明，我便會盡量選擇在安靜的房間和孩子見面。我會先詢問孩子是否知道父母生了什麼病。以安寧療護的狀況來說，孩子大多知情，假使不知道，我就會問他想不想知道。大多數的孩子都會回答想，如果回答不太想知道，我認為這時候就必須考慮避免強迫孩子接受噩耗。

如果孩子想了解，我會用以下方式來說明：

「你的父親（母親）一直很努力在接受治療，包括最好、目前最厲害的療法。不過到目前為止，他的病情一直持續惡化。現在他轉到這間醫院，雖然還是會繼續接受最好的治療，但即便如此，病情可能只會愈來愈嚴重。到了那個時候，或許你就得跟你的父親說再見了。所以現在，請你一定要盡量找時間和他聊天，並好好思考他對你的意義。」

這種時候，我會在說明中試著詢問孩子的心情，包括在父親生病這段時間內自己所感受到的煎熬，或是無法向人訴說的感受等。然後再根據孩子的回答，提供建議好讓他面對接下來的困難。

「最重要的是你和他之間的牽絆。看得見的牽絆當然很重要，例如陪伴在身邊，或是肢體接觸等，這些都是看得見的牽絆。但如果即使他已經不存在這世上，自己卻仍覺得和他有所牽絆，這麼一來就算感到痛苦，也一定可以成為支持自己活下去的力量。

即便將來你父親離開人世，但只要你閉上眼睛想到他的時候，就會知道此刻他的想法，這就表示你父親將會永遠活在你心中。並非只有眼睛看得見的牽絆才重要。現在，你可以陪伴在你父親身邊，好好思考自己可以做些什麼努力，好讓將來父親雖然離去，卻仍緊緊和你相繫在一起。」

這種時候必須留意，不能只是說些輕率、敷衍的建議。最重要的是為不知所措、不知如何活下去的人提供不同選擇，成為他的支援。

結束病情說明之後，我也會定期找孩子聊聊。另一方面，我也會提供適當訊息給孩子的學校了解。這是因為當患者還在醫院的期間，醫療人員在某種程度下還有辦法與孩子保持聯繫，然而一旦患者離開人世，就很難再定期追蹤了解孩子的後續狀況了。

所以我想到的是，必須請校醫或導師擔負起未來關心孩子的責任。因此，在取得父母同意之後，主治醫生主動聯絡孩子學校的導師，告知對方關於孩子父母住院治療的事，並請對方針對萬一患者不幸離世，之後孩子的照料問題等先做考量。

告知孩子死訊不是一件容易的事。但我希望各位了解的是，透過直接面對，當下的悲傷情緒將會成為之後支持孩子活下去的一股極大力量。因此，大人直接面對孩子的態度十分重要。

這一章說明了當對自己重要的人深陷痛苦時，我們可以做的事。

很多人都不知道該怎麼和深陷痛苦中的人說話，也有不少人會因此隨口說出一些輕率的鼓舞言語，例如「打起精神喔！」、「沒事的，你放心」等。

有些人或許會受到激勵而開心。

不過事實上，也有人反而因此感到更痛苦。因為痛苦是期望與現實之間的落差，懷抱著不可能實現的期望，即便受到輕率的鼓舞，也只會加深痛苦罷了。

面對深陷痛苦中的人，我們可以做的其實不多，只有——

第一，陪伴在對方身邊。

第二，讓自己成為對方可以訴苦的對象。

這時候傾聽十分重要。只要可以察覺對方發出的痛苦訊號，將其轉化成語言反復給對方，並等待、觀察對方反應，如此一來，任何人都能扮演稱職的協助角色。

現今社會有許多深陷痛苦的人。我希望各位可以思考，自己能為這些人做些什麼？

並非只有從事安寧療護的醫療人員，才有能力減緩他人的痛苦。即便沒有醫師資格，但只要可以成為對方訴苦的對象，就能幫助對方減緩痛苦。相反地，就算身為醫師，如果與病患之間無法建立能夠坦承痛苦的關係，以實際意義來說，也無法成為幫忙減輕患者痛苦的人。

即便深陷煎熬、痛苦之中，只要身邊有理解自己苦楚的人，讓你找到活下去的意義，便能找到幸福。這個道理，我希望能讓更多正深陷痛苦中的人了解。痛苦的樣貌千千萬萬種，但我深切期盼所有深陷痛苦中的人，都能多少找到一些希望、獲得幸福。

第二章

從受限的「生命」中發現生命的意義

什麼是痛苦？

各位思考過什麼是幸福嗎？

選擇什麼樣的工作才會幸福？和什麼樣的人結婚才會幸福？關於幸福，我相信各位一定思考過許多。

這或許就像思考將來的出路一樣。即便是已經成年、擁有工作的人，想必也有不少人會思考現在做這份工作的自己是否真的幸福？是不是有其他更適合自己的工作呢？關於如何獲得幸福，可以說是每個人從小到大永遠的課題。

關於幸福，字典裡的解釋是「好運，幸運。亦指走運」。的確，幸福以字面來解釋或許是如此，但我認為這不算是「幸福」的全貌。

各位對幸福有什麼想法呢？恐怕很難舉出一個例子，斷言「這就是幸福」吧。

因此在探討何謂幸福時，我希望各位先針對幸福的反面——「痛苦」來思考。

也就是說，**從思考痛苦來試著討論何謂幸福**。這是因為對活下去來說，了解何謂痛苦十分重要。

舉例來說，我所從事的安寧療護主要任務是盡可能減緩患者的痛苦。因此，我們必須先知道患者所感受到的痛苦是什麼。

「痛苦」究竟是什麼？這個問題即便是醫療相關人員，也很少人可以輕易說出答案。

在過去我所任職的安寧療護醫院中，有所謂的實習醫生。某一年春假，醫院裡來了一位醫學院六年級的實習生。他是一流大學的優秀學生，腦子裡幾乎背下了所有判斷疾病的診斷依據。面對這位學生，我問他：「如果用語言來定義何謂痛苦，你會怎樣說？」

不過當時，即使是如此優秀的學生，也無法回答這個問題（這其中也包含另一個因素是，現今的醫學教育並不太和學生談及何謂痛苦等基本概念）。

假設要用語言來定義何謂痛苦，我的解釋是：

「所謂痛苦，是期望與現實之間的落差。」

痛苦不僅限於生理上。舉例來說，身為學生，即使期望自己成績變得更好，現實有時卻非常困難；或者即便希望能考上志願學校，現實上卻不得不念其他學校。

像這樣期望與現實無法一致時，之間所產生的落差就會造成痛苦。落差愈大，痛苦也愈深。

要想減緩這種痛苦（縮小落差），他人的「幫忙」可以發揮效果。

以上述學生的例子來說，例如遇到優秀的家庭教師，使得自己理解能力提升，模擬考試的成績也變好了，有能力可以考上志願學校，實現期望的結果。如此一來，落差便會縮小，痛苦也隨之減少。

換句話說，家庭教師「幫忙」減緩了該學生痛苦。

醫療同樣也會提供許多「幫忙」來減緩患者的痛苦。例如膽結石這種疾病會使得患者在攝取高脂肪飲食後引發腹痛，這時候患者的痛苦是，希望吃完飯後肚子不會痛的期望，與實際上肚子變痛的現實之間的落差。「疼痛」本身就是「痛苦」，這是事實，但「希望不要痛」的期望無法獲得實現，也是「痛苦」的原因之一。

當然，以現今的醫療技術，膽結石可以靠手術輕易排除。透過進行手術，患者即便攝取高脂肪飲食，也不會再肚子痛了。

像這樣針對痛苦的現實，例如腹痛，排解造成疼痛的原因，縮小與期望之間的落差，藉此達到減緩痛苦的目的，以專業術語來說稱為「治療」（cure）。

另一個例子，我想針對告知患者罹癌的事實來思考。有人認為最好不要以癌症的名稱來告知患者罹病，因為他們想藉著不讓患者知道噩耗，來減少對方的痛苦。如果患者本人不想知道病情，這種作法倒無妨，但假使患者本人希望知道自己真正的病情，輕率的鼓舞有時反而會加深痛苦。

舉例來說，面對病情無法再改善的癌末患者，即便當下敷衍地以輕率的鼓舞給予對方期望，與病情漸漸惡化的現實之間的差距只會愈來愈大，反而加深患者的痛苦。

這種時候，問題就在於如何面對對方的痛苦。關於這一點，將在接下來的內容中依序說明。

近代安寧療護創始人西西里・桑德斯（Cicely Saunders）將人類的痛苦分成以下四大類，分別是「生理上的痛苦」、「精神上的痛苦」、「社會上的痛苦」，以及「心靈上的痛苦」。

「生理上的痛苦」指的是因生病或受傷引起的身體疼痛，例如腹痛、胸悶等症狀。

「精神上的痛苦」包括失眠、憂鬱、看見無形的東西（譫妄）等。

「社會上的痛苦」指的是沒有錢、在校或公司成績不好、功績不受肯定等煩惱或痛苦。

何謂「心靈上的痛苦」？

最後一個「心靈上的痛苦」，是安寧療護患者所承受最大的痛苦。以前稱為「宗教上的痛苦」，近來也被翻譯為「靈性上的痛苦」，在這裡我姑且以「心靈上的痛苦」來稱呼。因為不同於歐美的基督教或中東的伊斯蘭教環境，對生活較缺乏宗教基礎的日本人而言，「宗教上」或「靈性上」的說法比較不易理解。

針對「心靈上的痛苦」的定義，我敬仰為師的京都聖母院女子大學研究所人類文化研究系教授村田久行先生的說法是：**「自己的存在與意義消失後所產生的痛苦。」**

而因為這種痛苦所拋出來的問題，則稱為「沒有答案的提問」，例如：**「為什麼是我？」**

關於這部分，在理解上比較困難，接下來我將以例子來說明。

四十二歲的T先生因為被診斷為胰臟癌末期而住進安寧病房。

過去他每年都會接受公司的健康檢查，檢查報告完全沒有指出身體有任何特殊異狀。他不抽菸，也不喝酒，工作認真，週末放假總是在家專心陪孩子念書。工作晉升也一路順遂，甚至負責主導大型企劃案。前年才剛買了房子，準備開始過著幸福的生活。

然而就在某一天，他因為身體不舒服到醫院看診，結果發現胰臟長了腫瘤，而且經確認已轉移到腹腔淋巴，並併發傳染性腹水。經過詳細檢查結果發現，即使接受手術切除，也無法讓他活得更久。

當被醫生告知「只剩幾個月的時間」時，T先生簡直無法置信，完全說不出話來。他感覺到自己從幸福的頂端一下子被摔落谷底，心中憤怒不知該向誰宣洩，於是他不禁嘶吼：「為什麼我非得到這種病不可！」

面對像T先生這樣的疑問，醫療人員真的有辦法回答嗎？即便解釋「胰臟癌很難早期發現，就算每年健康檢查，也很難及時發現所有胰臟癌的發生」，對方也絕對無法接受吧。

不過，很多醫療人員總是認為有必要回答患者的所有疑問。這或許是因為他們堅信，既然自己學了醫學、為了成為值得信賴的醫療人員而不停鑽研一切、如今穿上白袍，就必須了解一切，有必要回答患者所有的問題。

但事實上，這當中有個很大的陷阱，因為當醫療人員試圖回應患者無法解答的問題時，只會讓自己的思維離患者愈來愈遠。

像T先生這樣的疑問，其實來自「心靈上的痛苦」。這並非只見於安寧病房等特殊環境中，在我們日常生活中，也隱藏著許多這種提問。例如在正閱讀本書的各位當中，應該就有人曾思考過「為什麼我要在這裡念書（工作）？」吧。但這樣的提問，誰都無法回答，不是嗎？

面對無法回答的提問，保持沉默也無妨

我曾在電視連續劇中，看過類似這種無法回答的心靈上的提問。

問題就拋出在連續劇的最後一集，因為病情惡化而住進醫院的女主角，對著一旁陪伴的男朋友喃喃說道：

「不知道……我還有多少機會可以像這樣叫著你的名字？」

我至今還記得自己看到這一幕的瞬間，不禁倒吸了一口氣。當時我只覺得「這真是個無法回答的問題啊」、「她所承受的，其實是心靈上的痛苦」。

這種問題沒有人可以回答。雖然是以問題的方式拋出，實際上卻是女主角心中悲切的吶喊，因為她清楚自己就快死去，卻對男朋友還依依不捨。這時候她所感受到的痛苦，正是心靈上的痛苦，是無法獲得解答而產生的痛苦。

然而，許多醫療人員都自覺回答患者的問題是醫生的義務，回答不出來是件丟臉的事。因此即便是患者發自心靈上的痛苦而提出的「無法回答的提問」，也會努力試著回答。

以上述例子來說，或許有些醫生會根據女主角詳細的病情報告回答：「妳還有兩個星期的時間可以活，以一天喊十次名字來說，還可以再喊一百四十次。」這樣的回答就能讓女主角放心了嗎？面對「無法回答的提問」，醫療人員愈是努力想做出回應，對深陷痛苦的患者而言，恐怕只會感到：「他根本不理解我的痛苦……」

在這裡希望各位了解的是，不只在安寧病房，在你我日常生活當中，也充斥著許多心靈上的痛苦。對自我存在價值感到迷失、心中浮出無法回答的問題的情況，事實上就經常發生在你我周遭。

不過，也不能因為問題無法回答，就什麼事都不做。尤其身為醫療人員，為了讓自己具備解決各種問題的能力，必須針對非答不可的問題確實精進自己的專業。除此之外，了解「無法回答的問題」就實際存在於日常生活中，這對面對痛苦來說也十分重要。

受限的生命

當實際被告知生命只剩下半年的時間，這時候人會有什麼反應呢？假設有個身體健康的人，某天在健康檢查時被告知發現癌症，生命只剩下一點時間。這時候會發生什麼事呢？

知道自己生命有限時，不只會產生生理上的變化。當被診斷出生命僅剩些許時間時，有不少人依舊可以過得像平常一樣的生活。但即便如此，在當事人的內心已經產生非常大的變化。也就是喪失存在感的痛苦。

「生命受限」所帶來的失去大致可分為以下三種，而這些失去將帶來「心靈上的痛苦」。

第一種是失去將來。當對未來懷抱夢想而努力準備考試的學生，被告知生命只剩下六個月時，還應該繼續念書嗎？當然也有人會繼續抱著夢想念書，但或許更多的是因此放棄夢想，專心接受治療，與重要的家人朋友一起度過僅存的時間。

失去將來也意味著失去現在作為目標的夢想。換句話說，失去將來等於此刻活著的意義，使人無法再充實地活在「現在」。像這樣因為失去將來而失去活著的意義所產生的痛苦，就會衍生出「心靈上的痛苦」。

第二種失去，是必須與所愛的人和不久的將來道別。

不想失去所愛的人，並不只是因為不願分別。人都是透過某個所愛的人找到自己的「存在意義」，失去這個所愛的人，也等於失去自己存在的意義。「因為生命受限而必須與所愛的人道別」，等於與對方「失去關係」，因此會產生「心靈上的痛苦」。

第三種失去，是自己可以決定的範圍受到了侷限。人在健康的時候，可以決定許多選擇。

然而，一旦因為某種原因而失去健康、生命受限，便會失去將來的選擇。

舉例來說，假設有個希望將來成為棒球選手等擁有明確目標的人，得知自己罹患現今醫學無法抑制病情持續惡化的重症，生命只剩下幾年的時間。這對他來說不僅是失去未來，也意味著失去將來的選擇。

這些痛苦不只會發生在生病或受傷的人身上，在各位平常生活的學校或職場中，也有不少人正承受著這樣的痛苦。

無意義的諸多校規、不如預期的求學之路、意見不受重視、被迫做不想做的事等。當自由受限、變得毫無意義時，人便會失去動力，對生命感到無趣。這時候就可以說這些人正承受著「心靈上的痛苦」。

此外，除了生病，身體有時候也會因為年齡增長而衰退，使得生活起居不得不勞煩他人。

例如變得無法獨自入浴，或是變得無法自己上廁所等。像這樣無法自理的痛苦，是一種失去「自立」的痛苦。當然，入浴或如廁的方法有很多，即使無法自理，以護理技術發達的現在來說，還有許多方法可以選擇，例如請家人幫忙，或是在房間裡進行等。

話雖這麼說，但失去最想要的「自己入浴、如廁」的選擇，對當事人來說是十分痛苦的一件事。失去「自立」的痛苦，也是一種自己的選擇受到侷限的痛苦。

如同以上內容，「生命受限」將使人產生失去各種存在的痛苦（心靈上的痛苦），在這種失去存在的痛苦當中，人真的有辦法堅強地活下去嗎？

第三章

表露自己的「痛苦」

「痛苦」來自期望與現實的落差

「痛苦」只有深陷其中的人才會了解。

即使是生活在物質富裕的現今，也沒有人是不痛苦的。就算是再幸福的人，也都或多或少承受著痛苦。

煩惱「沒有人了解我」，也可以說是痛苦的一種吧。以學生來說，痛苦的事包括例如「拚命念書，成績卻依舊毫無起色」、「交不到朋友」等；如果是社會人士，痛苦的或許就是「努力提升了業績，卻不受公司肯定，無法獲得晉升」。

有一百個人，就有一百種不同的「痛苦」。

其中的基本形態則是，「希望被重視（看見）的自己」，與實際上「他人所認定（看到）的自己」之間的落差。

如同前述，痛苦是期望與現實的落差。於是我們可以知道，要想減緩痛苦，只要縮小這部分的落差就行了。

各位現在正承受著什麼樣的痛苦呢？或許就像我在安寧療護工作時遇到的患者一樣，正因為罹患重症而感到痛苦。當然，我相信多數人大致上都是健康的。

不過即使身體健康，應該也都抱著許多煩惱在面對生活。

因此接下來在這一章，我將針對減輕煩惱的具體方法為各位做介紹。

痛苦不被他人理解的原因

各位在感到痛苦時，是否曾想過尋求他人的理解呢？是否曾因為內心承受著痛苦，卻無法被人理解而感到焦慮呢？

假使痛苦可以受到理解，心情上應該會變得更輕鬆吧。但如果不被理解，肯定會感到更加痛苦。

說不定有些人現在正表露出「我很痛苦！」的心聲。不過這樣的訊息，旁人是否接收到了呢？

又或者，各位是否曾因為期待被周遭人接受的「自己」，與實際上不被接受的「自己」之間的落差，而感到煩惱呢？

無論再怎麼向人訴說，有些人就是完全看不見（不理會）他人的痛苦。很不可思議的是，儘管說出自己「很難過」、「很痛苦」，但對旁人來說，卻一點也看不出你的「難過」和「痛苦」。究竟為什麼會這樣呢？

這是因為即便是同樣的東西，根據看的人不同，看法也會跟著改變。

各位還記得昨晚電視新聞主播的領帶長什麼樣子嗎？由於實際上眼睛的確盯著電視畫面看，因此不可能沒看到。但假使不是特別留意觀察領帶的人，根本不會記得領帶的樣子。

不過，如果今天各位是研究「新聞內容與主播服裝的關聯性」的學生，情況又會是怎樣呢？或許你就會記得領帶的花樣和顏色，甚至還能說出「昨天主播打的領帶與播報的新聞內容不是很搭配」等感想。

像這樣明明真實存在眼前，卻因為沒有多加留意而看不見的事物，在這世上非常多。

可以說即便是在學校也是如此。接下來就讓我們以學校為例。

假設有兩位對教育抱持熱忱的老師，其中A老師只在意學生的升學率，對於不打算升學或成績不好的學生絲毫不關心。另一方面，B老師除了升學率以外，關心的反而是學生的生活層面，尤其對學生之間的霸凌問題隨時保持「留意」。

如果你問這兩位老師：「在你班上學生當中，因為受到霸凌而承受著痛苦的人大概有幾人？」這時候會得到什麼答案呢？

恐怕A老師的回答會是「不多」，B老師的答案則是「絕對不少」。

實際上，肯定也有學生以某種方式對A老師發出自己受到

「霸凌」的訊號。但由於A老師對學生因為受到霸凌而承受著痛苦的人並沒有多加「留意」，所以無法察覺學生所發出的訊號。

當老師一再忽視學生的「痛苦」訊號時，學生會覺得「這個老師不懂我的痛苦」，於是便不再向A老師訴苦。於是，在A老師眼中才很少看到「班上因為受到霸凌而承受著痛苦的學生」。

另一方面，由於B老師總是努力試圖理解學生的痛苦，因此能察覺到非常多學生發出的「我受到霸凌、好痛苦」訊號，包含絕口不提「痛苦」的學生在內。

「痛苦」的人，並不會隨意向人訴說自己的痛苦。他們只會在試圖想理解對方痛苦的人面前，才直言自己的「痛苦」，如果面對的是不願意理解的人，就會變得不想說。

換言之，為了讓自己的「痛苦」被他人所理解，必須先找到願意理解他人痛苦的對象。

明白這個道理之後，接下來我想探討的是讓自己的「痛苦」被他人理解的方法。

如何告知對方自己渴望被理解？

相信各位已經都明白，即使是同一件事物，根據看的人「留意」的重點不同，會產生不一樣的看法。

既然如此，我們該怎麼做，才能將自己的「痛苦」或「渴望被理解的自己」，傳達給對方知道呢？

首先我要告訴各位的是，要將自己的想法傳達給所有人知道，絕非一件簡單的事。無論再怎麼用心傳達自己的想法，實際上就是有人無法接收到你的訊息。

面對安寧療護的工作，我也曾因為與同事意見相左而感到煩惱，明明是對工作有共識的夥伴，卻還是無法完全理解彼此的想法。

沒有人可以將自己的想法完整傳達給所有人知道。即便是再厲害的作家或音樂家，或是電影電視導演、編劇、演員、藝人等，也無法將自己的想法正確地傳達給所有人理解。

因此在這裡我想探討的，並不是讓所有人理解你的痛苦，而是針對對你而言重要的人，或是你想向他傾訴的對象，表達自己的想法。

各位在感到痛苦時，都是如何減緩「痛苦」、讓自己變輕鬆的呢？恐怕幾乎所有人都會認同「只要有人能理解自己的痛苦，就能變得更輕鬆」吧。

當真的深陷痛苦時，確實只要有人願意聽自己訴苦，就能因此得救。

然而，願意理解你的痛苦的人，並不是那麼容易就能找到。

各位現在也希望誰來理解你的痛苦嗎？是父母、學校老師、朋友、校醫、學長姐，或者是喜歡的對象？

或許在各位當中也有人認為，自己的「痛苦」根本不可能有人理解。

但是，請不必灰心。即便現在沒有人理解你的痛苦，總有一天也一定可以找到理解的人。

各位不妨先從自己身邊的人當中，尋找看似可以理解你的痛苦的對象。

假設今天你從身邊的人當中，找到可行的對象朋友A。

不過即使找到對象，也不表示對方就會好好聽你訴苦。這時候該怎麼做，才能讓朋友A願意傾聽你的聲音呢？

要得到對方的「留意」，先從自己「傾聽」做起

想讓朋友A理解你的痛苦，首先第一步必須先獲得朋友A的「留意」才行。

並非任何人都能理解他人的「痛苦」或「渴望被理解的自己」。也不是任何人都看得見他人的痛苦。只有靠「留意」，才可能看出他人承受的痛苦。因此，假如沒有讓朋友A對受苦的你多加留意，對方自然看不到你的痛苦。

也就是說，如果想讓自己以外的他人理解你的「痛苦」或「渴望被理解的自己」，必須讓對方對你多加留意。

以這個例子來說，既然對象是朋友Ａ，在某種程度上當然會對你多加留意。但這並不表示他對你的「痛苦」有所「留意」。或許在他眼中，你總是開朗而充滿活力，一點都不覺得你正深陷痛苦之中。

這時候該怎麼做，才能讓朋友Ａ留意到你的痛苦呢？一般人都會認為，直接向朋友Ａ坦承自己希望被理解就行了。

然而實際上，這麼做不表示就能將自己的想法完全傳達給對方。有時候即便努力真心坦承，也感受不到對方的理解。

在向對方表達自己的痛苦之前，有一件非常重要的事一定要做。也就是對希望能傾聽自己的對象——朋友A先表現出傾聽的態度。這裡指的當然不是單純聽對方閒話家常，而是傾聽他的「痛苦」或「渴望被他人理解的事」。

這時候可以運用以下三個有效的傾聽技巧。

- 「反復」對方言談中重要的關鍵內容。
- 等待「片刻」，讓對方表露真正想說的話。
- 透過「提問」使對方想法明確化，喚醒對方內心的抑鬱。

為什麼傾聽對方很重要呢？

人會將傾聽自己「痛苦」的對象視為非常重要的人，認為對方理解自己的痛苦。一旦朋友A「認為」你是理解他的人，他才會開始傾聽你的想法，試圖理解你的「痛苦」。

換言之，透過自己先與朋友A建立傾聽的關係，對方才會和你成為理解彼此「痛苦」的關係。

相較於此，無法傾聽他人聲音的人，便很難尋求他人來理解自己的「痛苦」。如果只是單方面地訴說自己的「痛苦」，卻不願傾聽對方聲音，身邊的人將會漸漸離你而去。

當然也有人會說，痛苦的時候，根本沒有餘力去傾聽他人，因為在深陷痛苦而感到焦慮時，完全沒辦法靜下心來傾聽他人的聲音。

傾聽時絕不能少的必要條件是「對他人打開心房」。不過，當人真正處於極度「痛苦」時，有時會變得不喜歡與人交談，覺得「沒有人理解我也無所謂」而「封閉自我心靈」。

當人陷入這種「心靈封閉」的狀態後，便很難從中跳脫，必須靠某種契機才能辦到。這個契機因人而異，並非特定指哪個事物。找到這個契機之後，或許就能改變想法，例如「我討厭自我封閉」、「我不想再封閉自己了」、「差不多該是打開心房的時候了……」等，而願意「打開心房」。

契機雖然因人而異，但願意「打開心房（向人表露自己的感受）」的決定，最好是出自自己，而非受人強迫。

因此，如果自己尚有些許餘力（可以的話，即便沒有餘力也要努力做到），不妨針對希望獲得理解的對象，先從傾聽對方開始做起。

傾聽的力量超乎各位想像，而可以傾聽他人的人，也會是個想法能被聽見的人。透過以上方法一步步進行，當渴望獲得傾聽的對方想法被聽見時，你的「痛苦」一定也能受到理解。

替人抓癢的技巧

假設經過不斷努力，你終於與朋友A建立互相理解彼此痛苦的關係。

但光是這樣還不是高興的時候，必須思考接下來會面臨的情況。因為這並不表示雙方的良好關係一定能長久維持。

一旦理解對方之後，有時即使對方沒說出口，也能憑直覺知道對方在想什麼。或許可以從對方的表情、語調或平常的行為舉止來推敲出答案。

不過這些並不可靠。就算是再親密的關係，自己的思緒也不可能完全被猜中，因為畢竟對方不是自己。

彼此理解痛苦非常重要，而一旦雙方建立這種關係之後，更需要付出「關心」。

舉例來說，如果有人跟你說他的背很癢，請你幫他抓癢，這時候各位會怎麼做呢？因為癢的人不是自己，不知道對方究竟是背部哪裡癢，因此大家應該都會先問對方哪個地方癢吧。

接著會把手實際放到對方背上，邊找邊問對方：「是這裡嗎？再往右還是往左？」等到找到癢的地方之後，再邊抓癢邊問對方：「這樣可以嗎？要再用力一點嗎？」不停調整抓癢的力道，抓了一會兒之後，應該還會再問對方：「可以了嗎？還要再抓嗎？」

「抓癢」好像是件簡單的事，但如果沒有像這樣經過好幾個步驟，恐怕無法使對方感到舒服。

假使無視這些步驟，結果不是抓在不癢的地方，就是即便抓到癢處，卻力道不夠或太用力而抓痛了對方。我們經常會用「抓到癢處」來形容態度細心的人，但實際上光是抓到癢處是不夠的。

本章所要探討的傾聽對方聲音，正如這種狀況。

在安寧療護醫療現場工作的我們，平時總是習慣傾聽對方聲音，想辦法實現患者的期望。

不過，有時候還是可能發生無法預期的狀況。

舉例來說，假設有個癌末患者不想再接受積極治療，只希望在剩下的日子裡靜靜陪伴家人。有這種想法的他入住的卻不是安寧病房，而是一般病房。患者的主治醫生是個從不傾聽病患想法的人，堅信延命治療是為病患好，同時也是自己的使命。這時候會發生什麼狀況呢？

對耐得了任何痛苦、希望與死神奮戰到最後一刻的病患而言，這樣的醫生當然可以說是難得的好夥伴。但是，如果每天持續進行患者本人不希望接受的檢查或治療、直到死前最後一刻，這種行為就不算是在為患者抓癢了。以結果來說，這些檢查和治療，充其量不過只是醫生把自認為對的事強壓在患者身上罷了。

另一種可能發生的情況是，仔細傾聽對方，也抓到了癢處，卻太過用力，將對方給抓傷了。

過去就曾發生過這樣的例子。

有個患者每天都很期待和護理師一起到附近公園散步。對他來說，上午檢查結束、吃過午餐後的過午散步，是生活中少數的樂趣之一。

離開病房、和護理師快樂地邊散步邊閒話家常，成了患者每天必做的事，而護理師也把這件事當成了每天的固定工作。

然而，患者的病情持續惡化，每次外出散步都讓他漸漸感到相當疲累。

某一天午後，用完午餐的患者覺得「今天不想去散步了」。不過當護理師在一如往常的時間來到病房、充滿活力地向他說「我們去散步吧！」時，他又覺得拒絕特地好心來陪自己的護理師很過意不去，只好勉強自己外出散步。

這種情況也是一種過度醫療，與「抓傷對方」是同樣的行為。

這完全是護理師自以為「患者很期待每天外出散步」、「患者正等著我帶他去散步」所引起的認知上的差異。即便散步已經成了兩人之間的固定行程，但患者是否想外出散步，這個答案每天、每個小時、每個當下都不一樣。

也就是說，醫療人員必須觀察患者當下的心思。

這說來很簡單，實際做起來卻十分困難。以「抓癢」來說，看到皮膚變紅就要能知道再抓下去會抓傷皮膚。也就是必須具備知道何時該停手的「敏銳度」。

然而，人只要自認為做的事是為對方好，就很容易錯失「停手」的最好時機。

這種情況換成朋友或男女關係來說，會變成怎樣呢？

對方當下這一刻想要的什麼？心中有何期待？恐怕彼此關係愈是親密，愈容易自以為「只要和昨天一樣去做就行了」，不是嗎？

要想保持彼此之間的良好關係，察覺對方心意的「敏銳度」是絕對必要的。

何謂與人相處必要的「敏銳度」？

培養察覺對方心情的「敏銳度」該怎麼做呢？

方法有很多。累積各種經驗對培養「敏銳度」來說也很重要，或者也可以透過接觸藝術或文化來養成。不過最重要、萬萬不能忘記的一點是，理解「對方不是自己」。

每個人都是獨立的個體。素昧平生的他人當然如此，就連朋友或師生關係，甚至包含親子和手足在內，「對方都是不同於自己的獨立個體」。這些獨立的個體每個人都具備各自的「敏銳度」，透過尊重對方的敏銳度，也能磨練自己的「敏銳度」。

這種作法所帶來的效果，通常都會超乎經驗。

我曾聽一位從事特殊幼兒教育的老師提到一段「從孩子身上學習到敏銳度」的故事。

事情發生在該老師為孩子們閱讀伊索寓言中的「螞蟻與蚱蜢」的故事。其中有個孩子聽完故事後，以大人的常識無法想像的「敏銳度」說出了自己的感想。

伊索寓言中的「螞蟻與蚱蜢」，說的是在夏天揮汗工作的螞蟻，與只會唱歌玩樂的蚱蜢之間的故事。故事內容描述螞蟻夏天不停工作，儲存了許多糧食，因此平安度過冬天。蚱蜢卻只會玩樂，沒有儲備任何糧食，於是到了冬天便餓死了（市面上也有其他改寫結局的版本）。這個故事經常被用來告誡大家勤勞的重要性。

然而，這個孩子卻認為「螞蟻好自私又小氣喔」。根據他的說法，蚱蜢拚命唱歌給大家聽，讓大家可以在炎熱的夏天中感到些許舒爽，結果卻得不到任何人的認同，最後饑寒交迫地死去，「實在好可憐」。

我們一般人總是被常識所綁，變得只剩下「螞蟻的作法才是正確的，千萬不能跟蚱蜢一樣」等單一思考，不是嗎？

用漠不關心的態度面對生活，對愈來愈多的事視為「理所當然」。但即使是大人視為「常識」的事，對小孩來說，有時候也會有完全截然不同的想法。

這個孩子最後表示，「我想當蚱蜢，不想成為螞蟻」。

這個例子不正好說明了「對方不是自己」的道理嗎？即使是自己認為理所當然的事物，在他人眼中或許會有不同的看法。或許他人看見了自己看不見的部分——對這一點是否有所認知，會使得後續產生極大差異。

人際關係的維持不能只靠經驗，經常用心察覺對方的心情，才是長久維持良好人際關係的重要關鍵。

要讓所有人理解你的痛苦，實際上是不可能的事。但你可以讓所愛的人理解你，為此，你必須先對所愛的人（對方）表現出傾聽的態度。傾聽比各位想像得要來得重要。獲得對方的傾聽，也會成為減緩痛苦的強大力量。

人生在世，也會遭遇各種煩惱、痛苦，絕非只有快樂的事。比起好事，或許難過、痛苦的事更多也說不定。即便是這樣的人生，我也希望各位能在痛苦中堅強地活下去。擁有可以彼此理解痛苦的好夥伴，而非獨自背負著痛苦，這將是非常棒的一件事，也因為如此，我希望各位都能了解傾聽的意義與重要性。

第四章

身為醫生的我的生存之道

上述內容為各位說明了我對活著與人類生命的想法。為了說明自己為什麼會有這些想法，本章我想跟各位聊聊為什麼我會成為醫生，以及作為安寧療護醫生一路走來的心路歷程。

從思考幸福中找到從醫之路

促使我走上安寧療護這條路的契機，是思考關於「幸福」這件事。

各位在什麼時候會感到幸福呢？

我認為金錢帶來的幸福是有限的。當然，對活下去來說，金錢十分重要。我從不覺得金錢是非必要的，不過，擁有愈多財富，欲望也會跟著愈來愈大。有人為了一個月五十萬日圓的目標努力工作，達成之後，卻只想著要賺更多錢。因為對他來說，這五十萬日圓已經不再像以前那麼多了。這類型的人即便賺了一百萬、甚至兩百萬，肯定也是同樣的想法。

其他還有很多例子，從這些例子中我發現到，這些所謂**「第一人稱的幸福」都是有限的。**

於是我想到的是，「倘若有人因為我而感到開心，我就將這份他人的喜悅當成是自己的幸福」。

我的想法是，「有人因為我的存在而開心，所以才有感到幸福的我」。

我的高中成績並不是很好，因此一直在思考有什麼工作可以幫助他人，使人感到快樂。例如學會鑿井技術，到沒有自來水的東南亞或非洲為當地人提供水源；或是學習農業教學技術，到海外教導當地人開墾土地、種植作物。如此一來，或許就能幫助到他人了。

就在這個時候，我偶然看了德蕾莎修女的紀錄片。德蕾莎修女出生於一九一〇年、現今的馬其頓共和國。她在一九二八年被派遣到印度，之後便以加爾各答為據點，持續協助病人、孤兒及貧窮人家。後來，許多來自世界各地、想和她一起為人服務的志工都紛紛齊聚到加爾各答。

面對這些志工，德蕾莎修女說了以下這段話：

「各位特地遠到印度，讓我深感榮幸。不過，就算是在被稱為先進國家的美國或英國、日本，一定也有正在受苦的人。所以我要請各位，先為你的國家中最貧窮的人奉獻自己。」

這裡她所說的「貧窮的人」，並非因物質貧窮而受苦的人，而是指「不受任何人重視的人」。看到這段話之後我決定，與其到海外工作，不如先在日本尋找可以幫助人的工作。

後來，某一次透過友人生病的契機，我發現世界上最能幫助他人的工作，就是與生命相關的工作，於是我下定決心要成為醫生。開始以醫生為目標，朝醫學院而努力。

不僅如此，我還夢想成為醫生、到缺乏醫療設備的地方服務人群。高二下學期時，我暗自堅決地立下誓言，無論面對多麼困難的挑戰，也一定要朝著這個目標持續前進。

我暗藏著這個念頭拚命努力念書，到了高三上學期與導師進行升學志願面談時，當我說「我想考醫學院」，導師甚至還反覆跟我確認了兩次：「你是說理學院嗎？」或許在他人眼中看來，這根本是無謀之舉吧，因為一直到高三下學期，我的模擬考成績一直都還是「及格率百分之五以下，建議更換志願學校」。

雖然如此，我依舊懷抱著實現夢想的堅定意志，對將來充滿信心地繼續努力。過程中雖然也曾面臨低潮，但從沒想過要放棄夢想，最後奇蹟似的，我畢業當年就應屆考上了醫學院。

當我在錄取名單中看到自己的名字時，彷彿受到上帝的啟示告訴我：「你一定要成為一名醫生。」

從急診室到鄉鎮醫院

總算考上醫學院的我，開始為將來成為醫生、到缺乏醫療設備的地方從事農村醫療而努力念書。為此，在暑假等長假期間，我都會到東北地區的農村協助幫忙家庭訪查或健診等工作。同時也會趁機體驗農作，希望能對農村居民的生活有更多了解。

從東京來到偏鄉，由於文化和習慣不同，會遇到許多無法理解的事。這時候除了觀察和傾聽之外，實際從事農作、生活在當地，對理解當地人來說都是非常有用的體驗。

我在醫學院念的是臨床醫學系，同時也在大學醫院中學習循環器官與呼吸器官的相關知識。研究所畢業後的第一份工作，地點是急診室。

在急診室裡猶如身處戰場，必須分秒必爭地搶救患者性命。在那裡，我親眼看見以前被認為無法救治的急性心肌梗塞或心臟衰竭患者，靠著現代醫學力量救回一命，重新回到社會上。這使我重新體認到醫學的偉大。

就這樣以心臟科醫生的身分工作了兩年之後，我轉往念醫學院時便一直夢想的山形縣某鄉鎮醫院任職。雖然我不太會形容，但在那裡，我感受到非常溫暖的經驗。醫院裡的許多患者都是在當地出生長大，將來也會在這塊土地畫下生命句點。為這些人看診時，我不禁感受到一股強大的生存方式。

不過，即便是在那樣的環境中工作，我感到自己身為醫生在面對工作時，仍然無法割捨心中的某個念頭。身為醫生，總是只重視延長患者生命、使患者能繼續活下去，卻對病患能否平靜離開人世不甚關心。對此我感到抗拒。

於是，我希望能更了解關於患者臨終的醫療照護，也將工作目標轉移到安寧病房。當時日本全國只有約十所醫院設置有安寧病房，後來我順利進入其中之一的橫濱甦生醫院任職。橫濱不同於農村，絕對不是個缺乏醫療設備的地方。

安寧病房是無法再接受治療的患者與其家屬療養的地方。我想，這些因為生命受限而深陷痛苦中的人，不正是全日本最痛苦的人嗎？

德蕾莎修女的那一番話，至今仍深深影響著我。

作為安寧療護醫生的幸福

就這樣過了將近十年，現在我已經是個安寧療護的醫生了。

對此我感到非常高興。

雖然如此，但這一路走來絕非順遂。

不同於一般病房的工作，在安寧病房中的每個醫護人員，不僅要處理疾病問題，還必須把病患及其家屬視為重要的人來關心，而不是只在意病情。身為其中一員，我同樣也為多少減緩病患及其家屬的疼痛與痛苦而努力著。

為了多少能減緩病患生理上的疼痛，我也學習了緩和醫療。透過緩和醫療，我看到了即便是癌症，也能在毫無疼痛的狀態下安祥地離開人世。

同時，為了減緩病患心理層面上的痛苦，我也進修了心理學，另外還有哲學與宗教學等，期盼能減緩病患心靈上的痛苦。可以的話，我甚至想擁有能力減緩所有的痛苦與疼痛。

抱持這樣的想法從事安寧療護這十年來，我遇到非常多患者與其家屬，也一一和他們道別。

曾經有病患希望能出席最愛的兒子的婚禮，於是我為對方準備了氧氣瓶，陪同一起參加了婚禮。我也曾經見證了病患與分離二十年的孩子再次相見，一同流下感動的眼淚。

然而實際上，除了這些溫馨的故事以外，也有很多令人心情複雜、不願再提起的事件。

有些病患即便我們真心努力照料，他卻一心覺得：「再這樣活下去也只有痛苦而已，就讓我早點死吧。」或者，曾經有一個膝下無子、只與太太兩人相依為命的先生，在臨終前這麼對我說道：

「走到今天，我和太太兩人一起經歷了快樂和痛苦。如今我因為生病漸漸衰弱，這也是不得已的事，但唯獨要離開她這件事，我真的無法接受。醫生，請你幫幫我，我真的不想死啊。」

雖然過去為了減緩患者的痛苦而學習了許多，但無論再怎麼學習、累積再多知識和經驗，事實是在臨床現場，一樣無法解決所有問題。面對像上述這些患者與其家屬時，我一句話也說不出來，心中只是充滿強烈的無力感。

雖然想為對方再盡點力，但結果自己什麼也做不了，不禁感嘆「自己真是個沒有用的醫生」，期望「如果自己醫術能再厲害一點就好了」。對於自己無法減緩病患痛苦的無能，心中只有無法言喻的無力感。

身為醫生，無時不渴望著能力。希望自己擁有治癒疾病的能力、支持患者的能力、減緩患者痛苦的能力。但這些年來我漸漸發現，要想擁有可以解決所有問題的能力，實際上是不可能的事。

痛苦帶來的啟發

透過這種「無力感」的痛苦，我認清到一個事實——自己受到周遭人的支持肯定。過去我一直以為自己有所能力，因此從來沒發現「周遭人對自己的支持」。

或許我以為「自己就有解決問題的能力，所以不需要他人的支持」吧，因此我總是把自己當成是個「有能力的醫生」，試圖為患者及其家屬著想。

後來有一次，我遇到一個無法解決的問題而苦尋不著辦法，就在這時候我驚覺到「無法為患者做任何事的自己」。

我曾經對患者興起責備的念頭，覺得「為什麼他就是無法接受事實？」、「為什麼他不積極一點、努力活下去呢？」

面對「希望早點解脫」或坦言「我不想死」的患者，我一句話也說不出來，連踏入病房都覺得煎熬。

那時候的我，雖然身為專為他人減緩痛苦的醫生，自己卻陷入痛苦之中。我不知道怎麼面對自己的痛苦。也是在那個時候，我才開始感受到周遭人對我的支持。

我驚覺到，原來不是只有我一個人在受苦。在我身邊，有和我一同面對痛苦的安寧療護夥伴，也有至今相遇的許多患者及其家屬。我甚至還有家人陪伴，無論我再晚回到家，他們都會以笑容迎接我歸來。

除此之外，我還有信仰。即便是「雖然身為安寧療護醫生念了這麼多書，面對某些患者卻什麼也幫不了的無力的我」，心中依舊有認同我所做的事是「非常有意義、值得尊敬」的神的存在。

當我切身感受到周遭的這些支持時，我才原諒了自己，知道「面對承受著無法解決的痛苦的患者，自己就算只是靜靜陪在一旁也無妨」。

安寧療護的工作讓我學到許多，其中最重要的一點是，「**所謂真正的能力，並非解決所有問題的能力**」。即使自己面對某些患者什麼忙也幫不了，「與患者一起走到最後一刻的能力」，才是從事安寧療護必須具備的真正能力。

父親的死教會我的事

在安寧療護的現場，免不了要面對各種臨終的場面。以我來說，每年就必須與一百二十名以上的患者道別。從事安寧療護經過了約八年，我開始相信「應該盡可能讓家屬參與患者的臨終」，也以此為目標而努力。

當患者真正面臨臨終的瞬間，才會意識到自己希望家人能陪同走完這人生的最後一步。這時候我們會以盡量不對患者造成負擔的方式，推測盡可能接近的時間點，一一詳細告知家屬。

一般來說，當患者臨終將至時，食量會減少，白天愈睡愈長。接下來可以走動的距離會漸漸縮短，最後完全無法下床，安祥地在睡眠中離世。根據這些經驗，醫療人員即使不做抽血或影像診斷，也能從患者白天的睡眠時間、食量及可以自行走動的距離，做出大概的判斷。

接下來，當患者知道自己就要離開人世時，便會開始惦記著希望家人能陪在身邊。偶爾也會發生患者在家人稍微離開病床時停止了呼吸，這種時候我們通常不會宣告死亡，而是等待家屬到齊後才進行。等到家屬到齊，主治醫生才會確認患者已心臟停止、呼吸停止且瞳孔放大，正式宣告死亡。

不過後來，父親的離世改變了我的想法。我的父親罹患有腎臟病，已經洗腎長達八年，但即便他已高齡七十五歲的退休年齡，仍然會偶爾外出工作。他長年研究火山氣體，一有閒暇就不停研讀專業期刊，甚至精力充沛地到日本各地進行火山氣體的採集。這樣的父親竟然會罹患癌症，別說是他自己了，就連我們周遭的人也完全沒發現。

在我女兒生日時，父親還從東京來到橫濱和我們一同慶祝，甚至後來還在祖母的十三回忌（譯註：指在亡者過世第十三年舉辦的法事）上擔任主忌。當時還充滿活力的他，之後便開始食欲下降，持續不斷輕微發燒，到了十一月底就緊急被送進了洗腎醫院。之後，我隨即便接到醫院的電話，被告知父親罹患惡性腫瘤，且推測已轉移至肝臟，處於非常緊急的狀態。

我將罹患肝癌、無法治癒的事實告訴了父親，聽完後他安慰我們大家：「人總有一天都是要離開的。只是，我原本希望可以等到孫子大一點再走的……」

當時我必須出發到倫敦約一週的時間，為隔年春天預定在英國舉行長達三個月的研討會做準備。不過，根據身為安寧療護醫生的經驗，我清楚父親的病情十分不樂觀。因此，我不知道自己到底該取消預定、留下來陪父親，還是選擇作為安寧療護醫生、繼續深造。

幾番考量之後，我開始試著思考，如果是父親會怎樣說。我確信喜歡求知的父親肯定會要我「去進修」，於是我下定決心出國。後來，我將這個決定告訴父親，他也表示支持，於是我便在十二月二日出發前往英國。就在我離開之後，父親的病情急轉直下，我結束幾個行程後便趕緊回到日本，卻還是沒趕上見到父親最後一面。

過去我一直認為，無法見到父母最後一面肯定會懊惱不已。然而，實際經歷過才發覺，自己對此並不會感到後悔。因為我確信，雖然沒有見到最後一面，但父親與自己之間卻有著看不見的牽絆緊緊將我們連在一起。

即便父親已經成了看不見形體的存在，但假使父親此刻出現在眼前，我也能輕易猜出他在想什麼、會對我說什麼。父親就像這樣，至今仍牢牢地活在我心中。

體會到這個道理之後，**我不再認為只有見到親人最後一面才代表了一切。最重要的，其實是知道死去的親人與自己之間緊緊相連的牽絆。這份牽絆愈堅定，留下來的人就能經常感覺到死去的親人就在身邊。**無論面對痛苦或困難，也能堅強地活下去，這一點是父親教會我的道理。現在我感覺到，只要我希望，自己隨時都能見到父親。

透過痛苦，才能找到自己

從事安寧療護、面對許多深陷痛苦的人，讓我感覺到無論身處任何絕境，最重要的是不能放棄希望和未來。

陪伴痛苦的人是十分艱辛的事，但也讓人體會到痛苦對人的必要性。因為可以走過痛苦的人，之後將變得非常堅強，散發出生命真正的光芒。

舊約聖經傳道書中寫著以下幾段話：

「凡事都有定期，天下萬務都有定時。」

「神造萬物，各按其時成為美好。」

但是當人深陷痛苦中時，總會悲嘆「為什麼我非受這種苦不可」，覺得「雖說有定時，但那絕對稱不上是美好」。

曾經有個男子，在學校考試中脫穎而出，後來畢業於知名大學，接著在一流企業中也一路順遂地不斷獲得提拔。除此之外，他也受到家裡許多幫忙，身處幸福之中。然而，他在某一次健康檢查中發現腫瘤，被醫生告知預後只剩一年的時間。後來為了跑醫院，工作也做不了了，兒子可以報考的學校也因為龐大的醫藥費而受到限制。

假設有所謂的命運之線，這種情況肯定看起來就像之前編得好好的線，自從生病之後就亂了調，一種絕對說不上是美好的凌亂。

不過後來他發現一件很重要的事。過去他總是嚴厲要求兒子一定要考上學校，但是當自己生了病、無法再繼續工作之後，這才驚覺人生有比考試和成就更重要的事物。

那就是家人的牽絆。為了能在剩餘的日子和家人一起度過，他決定在家陪孩子念書。他也非常期盼孩子念書是為了將來從事幫助人的工作，而不是高收入、卻會使人不幸的工作。

這時候，他才領悟到自己罹病的「時間點與意義」。雖然生命所剩不多，但從罹病的痛苦中了解真正自我的那一刻，他才知道什麼是真正的幸福。

過去他覺得自己的命運之線凌亂不堪，因此認為編織出來的是沒有意義的圖案。不過，**當他了解命運的「時間點與意義」，再回頭看命運之線編織出來的圖案時，他知道那就像是從背面凝視著優美萬分的刺繡圖騰。**

這世上承受著痛苦的人，不僅只有正接受安寧療護的患者及其家人，社會上有許多人也都抱著各種痛苦在面對生活。也有不少人因為太痛苦了，因此感到絕望而喪失活下去的力氣。

面對這些人時，**只要仔細傾聽對方抒發痛苦的心聲，就可能讓很多人因此獲得面對痛苦的力量。**我也希望讓更多人了解，只要知道痛苦的「時間點與意義」，無論身處任何痛苦中，都能找到自己重視的事物。

在痛苦中重新自我審視，藉此可以找到真正的幸福與真正的自我。只有即便在痛苦中也能找到活著的真正理由，才有辦法了解痛苦為自己帶來的意義。我想，正因為看見痛苦的意義，我才有辦法在安寧療護這份工作上感受到極大的幸福與滿足。

也因此，我想告訴更多正深陷痛苦中的人，就算是在痛苦中，生命仍舊有重要的事物等著你去發現。

結語

從事安寧療護至今已超過十年。在這段過程中，我遇見許多患者和家屬，接著又一一與他們道別。這份工作讓我深切體認到生命的可貴，以及人的溫暖。

沒有人不知道生命有多重要。但對於生命為什麼重要，想必活著的我們，很少人有切身體驗吧。

因此我興起念頭，希望將自己在安寧療護上的所學傳達給更多人了解。尤其我想告訴年輕人生命的重要性，於是我開始希望能到走入校園。

這個願望實現、我第一次到學校授課，是在橫濱市立中山第二小學（現橫濱市立中山國小）。當時全靠校醫田澤百合子醫生居中幫忙，我的願望才得以實現。後來，我以橫濱市的國小為主展開各種活動，幾年之後，已經可以一年在近三十所學校講課了。

透過到學校講課的活動，我的想法變得不一樣了。

剛開始這項活動的時候，我的想法是希望向「視健康為理所當然的年輕人」傳達「生命的重要性」。然而到了學校、實際看見學生們的模樣時，我深切感受到，原來深陷痛苦的人不只有住院接受安寧療護的患者及其家屬，眼前在台下聽課的學生，同樣也生活在各種痛苦中。

從生物學的角度來看，年輕人剩餘的生命時間還相當長。但剩餘的時間長，並不代表就不痛苦。年輕人同樣也以自己的方式在經歷煩惱與痛苦。

基於這種想法，我希望傳達安寧療護觀念所學的對象，從原本的「視健康為理所當然的年輕人」，變成了「正深陷痛苦中的多數年輕人」。而且我不只想分享「生命可貴」的道理，也想告訴他們即便在痛苦中，也有好好活下去的意義存在。

然而，活著的我們，幾乎不太會隨時惦記著死亡。於是我想試著面對承受著痛苦的年輕人，以他們可以理解的方式展開對話，而不是只有面對死亡這種沉重的場合才開始思考。

在與他人的關係中生存下去，被視為是現今社會最重要的一點。因為人際關係不好而感到痛苦的人，想必非常多。對於自己的想法無法獲得理解而活在痛苦中的人必須有所行動，讓自己繼續生存在（繼續活在）與周遭人的關係中。

因此，我在第三章針對深陷痛苦的人，分享了使他人理解自己痛苦的方法。

我曾思考過，痛苦的人真的有辦法做到傾聽嗎？確實，像我在安寧療護看到的那些患者及其家屬一樣，某天突然被診斷出癌症、不懂「為什麼只有我非得遭遇這種煎熬」而感到痛苦的人，或許很難傾聽他人的聲音。

在寫作本書時，每當想到那些經常在安寧病房看到的患者及其家屬，連自己都覺得這個方法無法普遍運用在安寧療護的現場。但最後我還是收錄了這一章，原因是這並不是一本為了住院接受安寧療護的患者與其家屬所寫的書。

我在一開始就曾提到，現今社會上痛苦的人，不只有住院接受安寧療護的患者與其家屬。所有人不分老少，也都因為各種理由而正承受著痛苦。即便陷入再煎熬的痛苦中，人只要找到生存的理由，就能在煎熬中繼續活下去。而生存的理由最重要的，便是與理解自己痛苦的他人建立起關係。

這次透過寫作本書，我深切體會到寫作的各種辛苦。在此我想藉這個機會，向提供我協助的所有人致上我的謝意。

除此之外，對於那些此時此刻即便我面對再大的煎熬，都仍舊支持著我、讓我能夠繼續從事安寧療護這份工作的人，我也打從心底由衷感謝。

二〇〇四年二月

小澤竹俊

引用文獻

- 《治療的思想與公眾服務》（暫譯）增訂版，村田久行著，川島書店，一九九八年
- 《悲傷輔導與悲傷治療》（*Grief Counselling and Grief Therapy*），威廉・沃登（J. William Worden），李開敏、林方皓、張玉仕、葛書倫譯，心理出版，二〇一一年
- 《我說了一個父親在世的謊言》（暫譯），足長育英會編，廣濟堂出版，一九九七年

國家圖書館出版品預行編目 (CIP) 資料

解憂說話術：日本最知名安寧療護醫師，教你如何撫慰他人與自己，即使痛苦也能得到幸福與力量 / 小澤竹俊著；賴郁婷譯. -- 初版. -- 臺北市：遠流，2018.04
面； 公分
ISBN 978-957-32-8231-0(平裝)

1. 安寧照護 2. 生死學 3. 通俗作品

419.825 107002113

解憂說話術

日本最知名安寧療護醫師，教你如何撫慰他人與自己，即使痛苦也能得到幸福與力量

作　　者：小澤竹俊
譯　　者：賴郁婷
總 編 輯：盧春旭
執行編輯：黃婉華
行銷企劃：李品宜
封面設計：白日設計
內頁排版設計：Alan Chan

發 行 人：王榮文
出版發行：遠流出版事業股份有限公司
地　　址：臺北市中山北路一段 11 號 13 樓
客服電話：02-2392-6899
傳　　真：02-2392-6658
郵　　撥：0189456-1
著作權顧問：蕭雄淋律師

2018 年 4 月 1 日初版一刷
2022 年 1 月 14 日初版三刷
定價：新台幣 320 元（如有缺頁或破損，請寄回更換）

ISBN 978-957-32-8231-0

遠流博識網
http://www.ylib.com
Email: ylib@ylib.com